中医必读经典丛书

古典医籍编辑部 主编

灵枢经

张永泰 校注

全国百佳图书出版单位
中国中医药出版社
·北 京·

图书在版编目（CIP）数据

灵枢经 / 张永泰校注 . -- 北京 : 中国中医药出版社, 2024.6
（中医必读经典丛书）
ISBN 978-7-5132-8486-8

Ⅰ. ①灵… Ⅱ. ①张… Ⅲ. ①《灵枢经》Ⅳ. ① R221.2

中国国家版本馆 CIP 数据核字 (2023) 第 198037 号

中国中医药出版社出版
北京经济技术开发区科创十三街 31 号院二区 8 号楼
邮政编码 100176
传真 010-64405721
保定市中画美凯印刷有限公司印刷
各地新华书店经销

开本 880 × 1230 1/32 印张 8 字数 138 千字
2024 年 6 月第 1 版 2024 年 6 月第 1 次印刷
书号 ISBN 978 – 7 – 5132 – 8486 – 8

定价 28.00 元
网址 www.cptcm.com

服务热线 010-64405510
购书热线 010-89535836
维权打假 010-64405753

微信服务号 zgzyycbs
微商城网址 https://kdt.im/LIdUGr
官方微博 http://e.weibo.com/cptcm
天猫旗舰店网址 https://zgzyycbs.tmall.com

如有印装质量问题请与本社出版部联系（010-64405510）

出版者的话

中医药学是中华民族文化宝库中之瑰宝，是中华民族文化基因的重要组成部分。其源远流长，传千载而不衰，统百世而未坠，发皇古今，历久弥新，熠熠生辉，不仅使中华民族生生不息，更是为人类文明做出了重要贡献。

中医典籍是众多名医先贤智慧的结晶，蕴含着博大精深的医学理论和临证经验。在中医学术传承中，中医典籍发挥了不可替代的关键作用。只有通达谙熟中医典籍，继承前人宝贵的学术成果，才能创新和发展。正如唐代王冰在《黄帝内经素问》序中所云：“将升岱岳，非径奚为；欲诣扶桑，无舟莫适。”由此可见，古籍整理是读书治学的重要门径，如果不凭借古籍整理的手段，我们欲“见古人之心”，解中医典籍之秘是非常困难的，学术的传承可能因此而失去依托或发生断裂。鲁迅先生曾一针见血地指出：“清代的考据家有人说过‘明人好刻古书而古书亡’，因为他们妄行校改。”纵观当今中医古籍图书市场，泥沙俱下，鱼龙混杂。有径改而不出注者，有据明清医家著作补《黄帝内经素问》而不加注者，有不明句读而乱加标点者……变乱旧式，删改原文，实为刻书而“古书亡”的原因，这是水火兵虫以外古籍之大厄。为正本清源，传承中医文脉，全面提升中医素养和临床诊治疗效，我们在汲取古今中医古籍整理成果的基础上，广泛听取中医名家意见，深入调研，多次论证，充分酝酿，反复甄选，特此整理出版了《中医必读经典丛书》，希冀成为广大中医研习者必备的“经典读本”，使每一位读者朋友读有所本，思有所获，习有所进，学有所成。

本套丛书甄选的书目，多为历代医家所推崇，向被尊为必读经典之圭臬，具有全面的代表性、珍稀的版本价值、极高的学术价值和卓著的临床实用价值。由于中医古籍内容广博，年代久远，版本在漫长的历史流传中散佚、缺残、衍误等为古籍的研究整理带来很大困难。我们的整理原则遵循：忠于原书原貌，不妄加删改，精编精校，严谨求真，逢校有注，勘误有证。力求做到：版本精良，原文准确，校勘无误，注释精当。每书前撰有内容提要、整理说明，简要介绍该书的作者生平、成书背景、版本源流、学术成就、学术特点、指导意义以及整理方法，以启迪研习者的感悟。

纵观古今中医前贤大家，无不是谙熟中医经典，勤于体悟临证，才能成为发皇古义而立新论，发古人之未发而创新说者。回顾每一次对中医古籍的整理过程都是一次知识的叠加与升华。“问渠哪得清如许，为有源头活水来（朱熹《活水亭观书有感》）”，历经长期的积淀与洗礼，中医药学结构和体系更加完整与科学，中医药学发展的信心更加坚定。我们衷心地希望《中医必读经典丛书》的整理出版，能为传承中医经典，弘扬中华传统文化，为中医人才队伍的培养和成长，为中医药事业的创新与发展，为中华文明的积淀发挥积极的推动作用。

中国中医药出版社

二〇二二年六月

整理说明

《灵枢经》是《黄帝内经》重要组成部分，与《黄帝内经素问》为姊妹篇，是我国现存最早的医学典籍，也是中医基本理论之渊薮，向被历代医家视为圭臬，因此，版本众多，给学习、研究者带来了一定的困难。本次对《灵枢经》进行了必要的校勘，以满足研习者的需要。

1. 底本：选用明赵府居敬堂本为底本。

2. 校勘以对校、本校为主，他校为辅。凡是底本与校本显系不一致，而底本错讹、脱漏、衍倒者，予以改正并撰写校勘记。

3. 主要校本：《灵枢经》，元至元五年胡氏古林书堂刻本（简称元刻本）、上海涵芬楼影印明《正统道藏》本（简称道藏本）、明万历十二年周对峰刻本（简称周本）、明万历二十九年吴勉学校刻《古今医统正脉全书》本（简称医统本）；《针灸甲乙经》（简称《甲乙经》），人民卫生出版社影印本；《黄帝内经素问》（简称《素问》），明顾从德翻刻宋本；《黄帝内经太素》（简称《太素》），人民卫生出版社影印本、东洋医学丛书影印本；《备急千金要方》（简称《千金要方》），人民卫生出版社影印本；《千金翼方》人民卫生出版社影印本；《外台秘要》（简称《外台》），人民卫生出版社影印本；《诸病源候论》(简称《病源》)，人民卫生出版社影印本;《类经》，人民卫生出版社影印本;《太平圣惠方》(简称《圣惠方》)，人民卫生出版社排印本;《圣济总录》，人民卫生出版社排印本;《刘涓子鬼遗方》(简称《鬼遗方》)，人民卫生出版社影印本;《医心方》，人民卫生出版社影印本等。

4. 原书为繁体竖排，今改为简体横排并进行现代标点。

5. 原书异体字、古字、俗写字，无需进行校注的径改为规范简体字，不出校勘记。通假字、避讳字首见出校勘记。

6. 冷僻的字词加以注解。

7. 原书中小字注文及卷末的音释，除校注书证需要外未予收录。原书“挟”“侠”“腧”“俞”“输”等未作改动。

8. 本次整理主要参考了郭霭春编著《黄帝内经灵枢校注》(中国中医药出版社)等著作，特致谢忱。

张永泰

二〇二四年二月

序

昔黄帝作《内经》十八卷，《灵枢》九卷，《素问》九卷，乃其数焉，世所奉行唯《素问》耳。越人得其一二而述《难经》，皇甫谧次而为《甲乙》，诸家之说悉自此始。其间或有得失，未可为后世法。则谓如《南阳活人书》称：咳逆者，哕也。谨按《灵枢经》曰：新谷气入于胃，与故寒气相争，故曰哕。举而并之，则理可断矣。又如《难经》第六十五篇，是越人标指《灵枢·本输》之大略，世或以为流注。谨按《灵枢经》曰：所言节者，神气之所游行出入也，非皮肉筋骨也。又曰：神气者，正气也。神气之所游行出入者，流注也。井荥输经合者，本输也。举而并之，则知相去不啻天壤之异。但恨《灵枢》不传久矣，世莫能究。夫为医者，在读医书耳，读而不能为医者有矣，未有不读而能为医者也。不读医书，又非世业，杀人尤毒于梃刃。是故古人有言曰：为人子而不读医书，犹为不孝也。仆本庸昧，自髫迄壮，潜心斯道，颇涉其理。辄不自揣，参对诸书，再行校正家藏旧本《灵枢》九卷，共八十一篇，增修《音释》，附于卷末，勒为二十四卷。庶使好生之人，开卷易明，了无差别。除已具状经所属申明外，准使府指挥依条申转运司选官详定，具书送秘书省国子监。今崧专访请名医，更乞参详，免误将来。利益无穷，功实有自。

时宋绍兴乙亥仲夏望日

锦官史崧题

目录

卷之一

卷之二

卷之三

卷之四

卷之五

卷之六

卷之七

卷之八

卷之九

卷之十

卷之十一

卷之十二

卷之一

九针十二原第一

黄帝问于岐伯曰：余子❶万民，养百姓，而收其租税。余哀其不给❷，而属有疾病。余欲勿使被毒药，无用砭石，欲以微针通其经脉，调其血气，营其逆顺出入之会，令可传于后世。必明为之法，令终而不灭，久而不绝，易用难忘，为之经纪，异其篇❸章，别其表里，为之终始，令各有形，先立针经，愿闻其情。岐伯答曰：臣请推而次之，令有纲纪，始于一，终于九焉。请言其道。

小针之要，易陈而难入，粗守形，上❹守神，神乎神，客在门，未睹其疾，恶知其原？刺之微，在速迟，粗守

---

❶ 子：通“慈”。爱；尤指像对子女一样地爱护。唐·柳宗元《封建论》：“封建者，必私其土，子其人。”
❷ 给：《太素》卷二十一《九针要道》作“终”。
❸ 篇：原脱，据《太素》卷二十一《九针要道》补。
❹ 上：《太素》卷二十一《九针要道》作“工”。“工”与“粗”为对文。下文“上机”同。

关，上守机，机之动，不离其空[1]，空中之机，清静而微，其来不可逢，其往不可追。知机之道者，不可挂以发，不知机道，扣之不发。知其往来，要与之期，粗之暗乎，妙哉工独有之。往者为逆，来者为顺，明知逆顺，正行无问。逆而夺之，恶得无虚，追而济之，恶得无实，迎之随之，以意和之，针道毕矣。

凡用针者，虚则实之，满则泄之，宛[2]陈则除之，邪胜则虚之。《大要》曰：徐而疾则实，疾而徐则虚。言实与虚，若有若无；察后与先，若存若亡；为虚与实，若得若失。虚实之要，九针最妙，补泻之时，以针为之。泻曰[3]必持内之，放而出之，排阳得[4]针，邪气得泄。按而引针，是谓内温，血不得散，气不得出也。补曰随之，随之意若妄[5]之，若行若按，如蚊虻止，如留如还，去如弦绝，令左属右，其气故止，外门已闭，中气乃实，必无留血，急取诛之。持针之道，坚者为宝，正指直刺，无针左右，神在秋毫，属意病者，审视血脉者，刺之无殆。方刺之时，必在悬阳，及与两衡[6]，神属勿去，知病存亡。血

---

❶ 空：通“孔”。《汉书·张骞传》：“然骞凿空。”
❷ 宛：通“郁”。《说文解字注·穴部》：“宛与蕴、蕴与郁，声义皆通。”
❸ 曰：《甲乙经》卷五第四“曰”后有“迎之迎之意”五字。
❹ 得：《太素》卷二十一《九针要道》作“出”，义胜。
❺ 妄：《甲乙经》卷五第四、《太素》卷二十一《九针要道》并作“忘”，义胜。
❻ 衡：原作“卫（衞）”，据《甲乙经》卷五第四、《太素》卷二十一《九针要道》改。形近致误。

脉者，在腧横居，视之独澄[1]，切之独坚。

九针之名，各不同形：一曰镵针，长一寸六分；二曰员针，长一寸六分；三曰鍉针，长三寸半；四曰锋针，长一寸六分；五曰铍针，长四寸，广二分半；六曰员利针，长一寸六分；七曰毫针，长三寸六分；八曰长针，长七寸；九曰大针，长四寸。镵针者，头大末锐，去泻阳气；员针者，针如卵形，揩摩分间，不得伤肌肉，以泻分气；鍉针者，锋如黍粟之锐，主按脉勿陷，以致其气；锋针者，刃三隅，以发痼疾；铍针者，末如剑锋，以取大脓；员利针者，尖[2]如氂，且员且锐，中身微大，以取暴气；毫针者，尖如蚊虻喙，静以徐往，微以久留之而养，以取痛痹；长针者，锋利身薄，可以取远痹；大针者，尖如梃，其锋微员，以泻机关之水也。九针毕矣。

夫气之在脉也，邪气在上，浊气在中，清气在下。故针陷脉则邪气出，针中脉则浊气出，针太深则邪气反沉，病益甚[3]。故曰：皮肉筋脉，各有所处，病各有所宜，各不同形，各以任其所宜。无实实，无虚虚[4]，损不足而益

---

[1] 澄：《甲乙经》卷五第四、《太素》卷二十一《九针要道》作“满”。义胜。
[2] 尖：原作“大”，据本书《九针论》、《甲乙经》卷五第二改。
[3] 病益甚：甚，原脱，据《甲乙经》卷五第四、《太素》卷二十一《九针要道》补。又本书《小针解》无“病益”二字。
[4] 无实实，无虚虚：原作“无实无虚”，据《甲乙经》卷五第四、《太素》卷二十一《九针要道》改。

有余，是谓甚病，病益甚。取五脉者死，取三脉者恇[1]；夺阴者死，夺阳者狂。针害毕矣。刺之而气不至，无问其数；刺之而气至，乃去之，勿复针。针各有所宜，各不同形，各任其所为。刺之要，气至而有效，效之信，若风之吹云，明乎若见苍天，刺之道毕矣。

黄帝曰：愿闻五脏六腑所出之处。岐伯曰：五脏五腧，五五二十五腧；六腑六腧，六六三十六腧。经脉十二，络脉十五，凡二十七气以上下[2]。所出为井，所溜[3]为荥，所注为输，所行为经，所入[4]为合，二十七气所行，皆在五腧也。节之交，三百六十五会，知其要者，一言而终，不知其要，流散无穷。所言节者，神气之所游行出入也，非皮肉筋骨也。

睹其色，察其目，知其散复。一其形，听其动静，知其邪正。右主推之，左持而御之，气至而去之。凡将用针，必先诊脉，视气之剧易，乃可以治也。五脏之气已绝于内，而用针者反实其外，是谓重竭，重竭必死，其死也静，治之者，辄反其气，取腋与膺；五脏之气已绝于外，而用针者反实其内，是谓逆厥，逆厥则必死，其死也躁，

---

❶ 恇：虚弱，衰败。
❷ 以上下：《甲乙经》卷三第二十四作“上下行”。谓出入于手足之间。
❸ 溜：通“流”。《庄子·天地》：“留动而生物。”
❹ 入：原作“以”，据《甲乙经》卷三第二十四、《素问·咳论》王冰注引本书改。

治之者，反取四末。刺之害，中而不去则精泄，不[1]中而去则致气。精泄则病益甚而恇，致气则生为痈疡。

五脏有六腑，六腑有十二原，十二原出于四关，四关主治五脏，五脏有疾当取之十二原。十二原者，五脏之所以禀三百六十五节气味也。五脏有疾也，应出十二原，而[2]原各有所出，明知其原，睹其应，而知五脏之害矣。阳中之少阴，肺也，其原出于太渊，太渊二。阳中之太阳，心也，其原出于大陵，大陵二。阴中之少阳，肝也，其原出于太冲，太冲二。阴中之至阴，脾也，其原出于太白，太白二。阴中之太阴，肾也，其原出于太溪，太溪二。膏之原出于鸠尾，鸠尾一。肓之原出于脖胦，脖胦[3]一。凡此十二原者，主治五脏六腑之有疾者也。胀取三阳，飧泄取三阴。

今夫五脏之有疾也，譬犹刺也，犹污也，犹结也，犹闭也。刺虽久，犹可拔也；污虽久，犹可雪也；结虽久，犹可解也；闭虽久，犹可决也。或言久疾之不可取者，非其说也。夫善用针者取其疾也，犹拔刺也，犹雪污也，犹解结也，犹决闭也。疾虽久，犹可毕也。言不可治者，未得其术也。

---

❶ 不：原作“害”，据本书《寒热病》《太素》卷二十一《九针要道》改。
❷ 而：原作“二”，据《甲乙经》卷一第六改。
❸ 脖胦：《甲乙经》卷三第十九：“气海，一名脖胦，一名下肓，在脐下一寸五分，任脉气所发。”

刺诸热者，如以手探汤；刺寒清者，如人不欲行。阴有阳疾者，取之下陵三里，正往无殆，气下乃止，不下复始也。疾高而内者，取之阴之陵泉；疾高而外者，取之阳之陵泉也。

本输第二

黄帝问于岐伯曰：凡刺之道，必通十二经脉❶之所终始，络脉之所别处❷，五输之所留止❸，六腑❹之所与合，四时之所出入，五脏之所溜处❺，阔数之度，浅深之状，高下所至，愿闻其解。岐伯曰：请言其次也。

肺出于少商，少商者，手大指端内侧也，为井木❻；溜于鱼际，鱼际者，手鱼也，为荥；注于太渊，太渊，鱼后一寸陷者中也，为输；行于经渠，经渠，寸口中也，动而不居，为经；入于尺泽，尺泽，肘中之动脉也，为合。手太阴经也。

心出于中冲，中冲，手中指之端也，为井木；溜于劳宫，劳宫，掌中中指本节之内间也，为荥；注于大陵，大陵，掌后两骨之间方下者也，为输；行于间使，间使之

---

❶ 脉：原作“络”，据《太素》卷十一《本输》改。
❷ 处：《太素》卷十一《本输》作“起”。义胜。
❸ 止：原脱，据《太素》卷十一《本输》补。
❹ 六腑：《太素》卷十一《本输》“六腑”前有“五脏”二字。义胜。
❺ 五脏之所溜处：《太素》卷十一《本输》作“脏腑之所流行”。义胜。
❻ 木：《太素》卷十一《本输》、《千金要方》卷二十九无“木”字。后同。

道，两筋之间，三寸之中也，有过则至，无过则止，为经；入于曲泽，曲泽，肘内廉下陷者之中也，屈而得之，为合。手少阴[1]也。

肝出于大敦，大敦者，足大指之端及三毛之中也，为井木；溜于行间，行间，足大指间也，为荥；注于太冲，太冲，行间上二寸，陷者之中也，为输；行于中封，中封，内踝之前一寸半[2]，陷者之中，使逆则宛，使和则通，摇足而得之，为经；入于曲泉，曲泉，辅骨之下，大筋之上也，屈膝而得之，为合。足厥阴也。

脾出于隐白，隐白者，足大指之端内侧也，为井木；溜于大都，大都，本节之后，下陷者之中也，为荥；注于太白，太白，腕骨[3]之下也，为输；行于商丘，商丘，内踝之下，陷者之中也，为经；入于阴之陵泉，阴之陵泉，辅骨之下，陷者之中也，伸而得之，为合。足太阴也。

肾出于涌泉，涌泉者，足心也，为井木；溜于然谷，然谷，然骨之下者也，为荥；注于太溪，太溪，内踝之后，跟骨之上，陷者中[4]也，为输；行于复留，复溜，上内踝二寸，动而不休，为经；入于阴谷，阴谷，辅骨之

---

❶ 阴：《太素》卷十一《本输》“阴”下有“经”字，与文例合。后同。
❷ 半：《甲乙经》卷三第三十一无“半”字。
❸ 腕骨：《甲乙经》卷三第三十、《太素》卷十一《本输》作“核骨”。杨上善注：“核骨在大指本节之后，然骨之前高骨是也。”
❹ 者中：原作“中者”，据《甲乙经》卷三第三十二、《太素》卷十一《本输》及前后文例乙正。

后，大筋之下，小筋之上也，按之应手，屈膝而得之，为合。足少阴经也。

膀胱出于至阴，至阴者，足小趾之端也，为井金；溜于通谷，通谷，本节之前外侧也，为荥；注于束骨，束骨，本节之后，陷者中也，为输；过于京骨，京骨，足外侧大骨之下，为原；行于昆仑，昆仑，在外踝之后，跟骨之上，为经；入于委中，委中，腘中央，为合，委而取之。足太阳经也。

胆出于窍阴，窍阴者，足小趾次指之端也，为井金；溜于侠溪，侠溪，足小趾次指之间也，为荥；注于临泣，临泣，上行一寸半，陷者中也，为输；过于丘墟，丘墟，外踝之前下，陷者中也，为原；行于阳辅，阳辅，外踝之上❶，辅骨之前，及绝骨之端也，为经；入于阳之陵泉，阳之陵泉，在膝外陷者中也，为合，伸而得之。足少阳经也。

胃出于厉兑，厉兑者，足大趾内次趾之端也，为井金；溜于内庭，内庭，次趾外间❷也，为荥；注于陷谷，陷谷者，上中趾内间，上行二寸，陷者中也，为输；过于冲阳，冲阳，足跗上五寸，陷者中也，为原，摇足而得

---

❶ 上:《甲乙经》卷三第三十四“上”后有“四寸”二字。

❷ 次趾外间:《甲乙经》卷三第三十三“次”上有“足大趾”三字;《太素》卷十一《本输》“间”下有“陷者中”三字。

之；行于解溪，解溪，上冲阳一寸半，陷者中也，为经；入于下陵，下陵，膝下三寸，胻骨外三里也，为合；复下三里三寸，为巨虚上廉，复下上廉三寸，为巨虚下廉也，大肠属上，小肠属下，足阳明胃脉也。大肠、小肠皆属于胃，是足阳明也。

三焦者，上合手少阳，出于关冲，关冲者，手小指次指之端也，为井金；溜于液门，液门，小指次指之间也，为荥；注于中渚，中渚，本节之后，陷者中也，为输；过于阳池，阳池，在腕上，陷者之中也，为原；行于支沟，支沟，上腕三寸，两骨之间，陷者中也，为经；入于天井，天井，在肘外大骨之上，陷者中也，为合，屈肘乃得之；三焦下腧，在于足太阳[1]之前，少阳之后，出于腘中外廉，名曰委阳，是太阳络也。手少阳经也。三焦者，足少阳太阴[2]之所将，太阳之别也，上踝五寸，别入贯腨肠，出于委阳，并太阳之正，入络膀胱，约下焦，实则闭癃，虚则遗溺。遗溺则补之，闭癃则泻之。

手太阳[3]小肠者，上合手[4]太阳，出于少泽，少泽，

---

❶ 太阳：原作“大指”，据《甲乙经》卷三第三十五、《太素》卷十一《本输》改。

❷ 足少阳太阴：《太素》卷十一《本输》无“足少阳”三字；阴，原注云：“一本作阳。”“太阴”作“太阳”，似是。

❸ 手太阳：《太素》卷十一《本输》无此三字。当删。

❹ 手：原作“于”，《太素》卷十一《本输》作“手”，据改。形近致误。

小指之端也，为井金；溜于前谷，前谷，在手外廉[1]本节前，陷者中也，为荥；注于后溪，后溪者，在手[2]外侧本节之后也，为输；过于腕骨，腕骨，在手外侧腕骨之前，为原；行于阳谷，阳谷，在锐骨之下，陷者中也，为经；入于小海，小海，在肘内大骨之外，去肘[3]端半寸，陷者中也，伸臂而得之，为合。手太阳经也。

大肠上合手阳明，出于商阳，商阳，大指次指之端也，为井金；溜于本节之前二间，为荥；注于本节之后三间，为输；过于合谷，合谷，在大指歧骨之间，为原；行于阳溪，阳溪，在两筋间，陷者中也，为经；入于曲池，在肘外辅骨陷者中，屈臂而得之，为合。手阳明经[4]也。

是谓五脏六腑之腧，五五二十五腧，六六三十六腧也。六腑皆出足之三阳，上合于手者也。

缺盆之中，任脉也，名曰天突。一次任脉侧之动脉，足阳明也，名曰人迎；二次脉手阳明也，名曰扶突；三次脉手太阳也，名曰天窗；四次脉足少阳也，名曰天容；五次脉手少阳也，名曰天牖；六次脉足太阳也，名曰天柱；七次脉颈[5]中央之脉，督脉也，名曰风府。腋内动脉，手

❶ 外廉:《甲乙经》卷三第二十九、《太素》卷十一《本输》作“小指”。
❷ 手:《甲乙经》卷三第二十九“手”后有“小指”二字。
❸ 肘：原脱，据《甲乙经》卷三第二十九、《太素》卷十一《本输》补。
❹ 经：原脱，据《太素》卷十一《本输》补。
❺ 颈:《太素》卷十一《本输》作“项”。可参。

太阴也，名曰天府。腋下三寸，手心主也，名曰天池。

刺上关者，呿不能欠；刺下关者，欠不能呿；刺犊鼻者，屈不能伸；刺两关者，伸不能屈。

足阳明挟喉之动脉也，其腧在膺中。手阳明次在其腧外，不至曲颊一寸。手太阳当曲颊。足少阳在耳下曲颊之后。手少阳出耳后，上加完骨之上。足太阳挟项大筋之中发际。阴尺动脉在五里，五腧之禁也。

肺合大肠，大肠者，传道之腑；心合小肠，小肠者，受盛之腑；肝合胆，胆者，中精之腑；脾合胃，胃者，五谷之腑；肾合膀胱，膀胱者，津液之腑也。少阴[1]属肾，肾上连肺，故将两脏。三焦者，中渎之腑也，水道出焉，属膀胱，是孤之腑也。是六腑之所与合者。

春取络脉诸荥大经分肉之间，甚者深取之，间者浅取之；夏取诸输孙络肌肉皮肤之上；秋取诸合，余如春法。冬取诸井诸输之分，欲深而留之。此四时之序，气之所处，病之所舍，脏之所宜。转筋者，立而取之，可令遂已。痿厥者，张而刺之，可令立快也。

小针解第三

所谓易陈者，易言也。难入者，难著于人也。粗守形

[1] 少阴：原作“少阳”，据《甲乙经》卷一第三、《太素》卷十一《本输》改。

者，守刺法也。上守神者，守人之血气有余不足，可补泻也。神客者，正邪共会也。神者，正气也。客者，邪气也。在门者，邪循正气之所出入也。未睹其疾者，先知邪正何经之疾也。恶知其原者，先知何经之病所取之处也。

刺之微在数迟者，徐疾之意也。粗守关者，守四肢而不知血气正邪之往来也。上守机者，知守气也。机之动不离其空中者，知气之虚实，用针之徐疾也。空中之机清净以微者，针以得气，密意守气勿失也。其来不可逢者，气盛不可补也。其往不可追者，气虚不可泻也。不可挂以发者，言气易失也。扣之不发者，言[1]不知补泻之意也，血气已尽而气不下也。

知其往来者，知气之逆顺盛虚也。要与之期者，知气之可取之时也。粗之暗者，冥冥不知气之微密也。妙哉工独有之者，尽知针意也。往者为逆者，言气之虚而少[2]，少者逆也。来者为顺者，言形气之平，平者顺也。明知逆顺，正行无问者，言知所取之处也。迎而夺之者，泻也。追而济之者，补也。

所谓虚则实之者，气口虚而当补之也。满则泄之者，气口盛而当泻之也。宛陈则除之者，去血脉也。邪胜则虚

❶ 者言：原作"言者"，据文例乙正，分属上下读。
❷ 少：原误作"小，据《太素》卷二十一《九针要解》改。下文"小"字同。

之者，言诸经有盛者，皆泻其邪也。徐而疾则实者，言徐内而疾出也。疾而徐则虚者，言疾内而徐出也。言实与虚若有若无者，言实者有气，虚者无气也。察后与先若亡若存者，言气之虚实，补泻之先后也，察其气之已下与常❶存也。为虚与实，若得若失者，言补者佖❷然若有得也，泻则怳❸然若有失也。

夫气之在脉也，邪气在上者，言邪气之中人也高，故邪气在上也。浊气在中者，言水谷皆入于胃，其精气上注于肺，浊溜于肠胃，言寒温不适，饮食不节，而病生于肠胃，故命曰浊气在中也。清气在下者，言清湿地气之中人也，必从足始，故曰清气在下也。

针陷脉则邪气出者，取之上。针中脉则浊气出者，取之阳明合也。针太深则邪气反沉者，言浅浮之病，不欲深刺也，深则邪气从之入，故曰反沉也。皮肉筋脉各有所处者，言经络各有所主也。取五脉者死，言病在中，气不足，但用针尽大泻其诸阴之脉也。取三阳之脉者唯❹，言尽泻三阳之气，令病人恇然不复也。夺阴者死，言取尺之五里，五往者也。夺阳者狂，正言也。

---

❶ 常：《太素》卷二十一《九针要解》作"尚"。
❷ 佖（bì 必）：满也。扬雄《羽猎赋》："骈衍佖路。"
❸ 怳（huǎng 谎）：通"恍"。《老子·道德经》："道之为物，惟怳惟忽。"
❹ 取三阳之脉者唯：本书《九针十二原》、《太素》卷二十一《九针要解》作"取三脉者恇"。为是。

睹其色，察其目，知其散复，一其形，听其动静者，言上工知相五色于目，有知调尺寸小大缓急滑涩，以言所病也。知其邪正者，知论虚邪与正邪之风也。右主推之、左持而御之者，言持针而出入也。气至而去之者，言补泻气调而去之也，调气在于终始。一者，持心也。节之交，三百六十五会者，络脉之渗灌诸节者也。

所谓五脏之气已绝于内者，脉口气内绝不至，反取其外之病处与阳经之合，有留针以致阳气，阳气至则内重竭，重竭则死矣，其死也无气以动，故静。所谓五脏之气已绝于外者，脉口气外绝不至，反取其四末之输，有留针以致其阴气，阴气至则阳气反入，入则逆，逆则死矣，其死也阴气有余，故躁。所以察其目者，五脏使五色循明，循明则声章，声章者，则言声与平生异也。

邪气脏腑病形第四

黄帝问于岐伯曰：邪气之中人也奈何？岐伯答曰：邪气之中人高也。黄帝曰：高下有度乎？岐伯曰：身半已上者，邪中之也；身半已下者，湿中之也。故曰：邪之中人也，无有恒[1]常，中于阴则溜于腑，中于阳则溜于经。

黄帝曰：阴之与阳也，异名同类，上下相会，经络之相贯，如环无端。邪之中人，或中于阴，或中于阳，上下

[1] 恒：原脱，据《太素》卷二十七《邪中》及下节“无有恒常”句文例补。

左右，无有恒常，其故何也？岐伯曰：诸阳之会，皆在于面。中人也方乘虚时，及新用力，若饮食汗出腠理开，而中于邪。中于面则下阳明，中于项则下太阳，中于颊则下少阳，其中于膺[1]背两胁亦中其经。

黄帝曰：其中于阴奈何？岐伯答曰：中于阴者，常从臂胻始。夫臂与胻，其阴皮薄，其肉淖泽，故俱受于风，独伤其阴。

黄帝曰：此故伤其脏乎？岐伯答曰：身之中于风也，不必动脏，故邪入于阴经，则其脏气实，邪气入而不能客[2]，故还之于腑。故中阳则溜[3]于经，中阴则溜于腑。

黄帝曰：邪之中人脏奈何？岐伯曰：愁忧恐惧则伤心，形寒寒饮[4]则伤肺，以其两寒相感，中外皆伤，故气逆而上行。有所堕坠，恶血留内，若有所大怒，气上而不下，积于胁下，则伤肝。有所击仆，若醉入房，汗出当风，则伤脾。有所用力举重，若入房过度，汗出浴水，则伤肾。

黄帝曰：五脏之中风奈何？岐伯曰：阴阳俱感，邪乃得往。黄帝曰：善哉。

---

❶ 膺：史崧《音释》："膺，一作肩。"
❷ 客：《甲乙经》卷四第二上作"容"，与史崧《音释》"一本作容"合。
❸ 溜：《甲乙经》卷四第二上作"留"。留，通"流"。《庄子·天地》："留动而生物。"下句"溜"字同。
❹ 寒饮：《甲乙经》卷四第二上、《难经·四十九难》作"饮冷"。

黄帝问于岐伯曰：首面与身形也，属骨连筋，同血合于气耳。天寒则裂地凌冰，其卒寒或手足懈惰，然而其面不衣何也？岐伯答曰：十二经脉，三百六十五络，其血气皆上于面而走空窍，其精阳气上走于目而为睛❶，其别气走于耳而为听，其宗气上出于鼻而为臭，其浊气出于胃走唇舌而为味，其气之津液皆上熏于面，而❷皮又厚，其肉坚，故天气甚寒不能胜之也。

黄帝曰：邪之中人，其病形何如？岐伯曰：虚邪之中身也，洒淅动形；正邪之中人也微，先见于色，不知于身，若有若无，若亡若存，有形无形，莫知其情。黄帝曰：善哉。

黄帝问于岐伯曰：余闻之，见其色，知其病，命曰明。按其脉，知其病，命曰神。问其病，知其处，命曰工。余愿闻见而知之，按而得之，问而极之，为之奈何？岐伯答曰：夫色脉与尺之❸相应也，如桴鼓影响之相应也，不得相失也，此亦本末根叶之出候也，故根死则叶枯矣。色脉形肉不得相失也，故知一则为工，知二则为神，知三则神且明矣。

黄帝曰：愿卒闻之。岐伯答曰：色青者，其脉弦也；

❶ 睛:《太素》卷二十七《邪中》作“精”。义胜
❷ 而:《太素》卷二十七《邪中》作“面”。
❸ 之:《甲乙经》卷四第二上“之”后有“皮肤”二字。

赤者，其脉钩也；黄者，其脉代也；白者，其脉毛；黑者，其脉石❶。见其色而不得其脉，反得其相胜之脉则死矣，得其相生之脉则病已矣。

黄帝问于岐伯曰：五脏之所生变化之病形何如？岐伯答曰：先定其五色五脉之应，其病乃可别也。黄帝曰：色脉已定，别之奈何？岐伯曰：调其脉之缓、急、小、大、滑、涩，而病变定矣。

黄帝曰：调之奈何？岐伯答曰：脉急者，尺之皮肤亦急；脉缓者，尺之皮肤亦缓；脉小者，尺之皮肤亦减而少气❷；脉大者，尺之皮肤亦贲❸而起；脉滑者，尺之皮肤亦滑；脉涩者，尺之皮肤亦涩。凡此变❹者，有微有甚。故善调尺者，不待于寸；善调脉者，不待于色。能参合而行之者，可以为上工，上工十全九；行二者为中工，中工十全七；行一者为下工，下工十全六。

黄帝曰：请问脉之缓、急、小、大、滑、涩之病形何如？岐伯曰：臣请言五脏之病变也。心脉急甚者为瘛疭；微急为心痛引背，食不下。缓甚为狂笑；微缓为伏梁，在

❶ 石：《素问·五脏生成论》王冰注“石”作“坚”。杨上善注：“石一曰坚，坚亦石也。”

❷ 气：《脉经》卷四第一无。疑衍。

❸ 贲（fén 坟）：《集韵》：“符分切，音焚。”通“坟”。隆起。《谷梁传·僖公十年》：“覆洒于地而地贲。”

❹ 变：《脉经》卷四第一、《太素》卷十五《色脉尺诊》“变”前有“六”字。义胜。

心下，上下行，时唾血。大甚为喉吤❶；微大为心痹引背，善泪出。小甚为善哕；微小为消瘅。滑甚为善渴；微滑为心疝引脐，小腹鸣。涩甚为喑；微涩为血溢维厥，耳鸣颠疾。

肺脉急甚为癫疾；微急为肺寒热，怠惰，咳唾血，引腰背胸，若鼻息肉不通。缓甚为多汗；微缓为痿瘘、偏风，头以下汗出不可止。大甚为胫肿；微大为肺痹，引胸背，起恶日光。小甚为泄，微小为消瘅。滑甚为息贲上气；微滑为上下出血。涩甚为呕血；微涩为鼠瘘，在颈支腋之间，下不胜其上，其应善酸矣。

肝脉急甚者为恶言；微急为肥气，在胁下，若覆杯。缓甚为善呕；微缓为水瘕痹也。大甚为内痈，善呕衄；微大为肝痹、阴缩，咳引小腹。小甚为多饮；微小为消瘅。滑甚为㿗疝；微滑为遗溺。涩甚为溢饮；微涩为瘛挛筋痹❷。

脾脉急甚为瘛疭；微急为膈中，食饮入而还出，后沃沫。缓甚为痿厥；微缓为风痿，四肢不用，心慧然若无病。大甚为击仆；微大为疝气❸，腹裹❹大脓血，在肠胃之

❶ 吤：《脉经》卷三第二作“介”。《甲乙经》卷四第二下“吤”下重“吤”字。吤，喉中哽塞所出声。可与下文“嗌中吤吤”互参。
❷ 瘛挛筋痹：《甲乙经》卷四第二上作“瘛疭筋挛”。
❸ 疝气：《脉经》卷三第三作“痞气”。义胜。
❹ 裹：原作“里”，《千金要方》卷十五第一作“裹”，据改。形近致误。

外。小甚为寒热；微小为消瘅。滑甚为㿉癃；微滑为虫毒蛕蝎腹热。涩甚为肠㿉[1]；微涩为内溃[2]，多下脓血。

肾脉急甚为骨[3]癫疾；微急为沉厥奔豚，足不收，不得前后。缓甚为折脊；微缓为洞，洞者，食不化，下嗌还出。大甚为阴痿；微大为石水，起脐已下至小腹腄腄[4]然，上至胃脘，死不治。小甚为洞泄；微小为消瘅。滑甚为癃㿉；微滑为骨痿，坐不能起，起则目无所见。涩甚为大痈；微涩为不月、沉痔。

黄帝曰：病之六变者，刺之奈何？岐伯答曰：诸急者多寒；缓者多热；大者多气少血；小者血气皆少；滑者阳气盛，微有热；涩者多血少气，微有寒。是故刺急者，深内而久留之。刺缓者，浅内而疾发针，以去其热。刺大者，微泻其气，无出其血。刺滑者，疾发针而浅内之，以泻其阳气而去其热。刺涩者，必中其脉，随其逆顺而久留之，必先按而循之，已发针，疾按其痏，无令其血出，以和其脉。诸小者，阴阳形气俱不足，勿取以针，而调以甘药也。

---

❶ 肠㿉:《脉经》卷三第三作“肠颓”。此指脱肛一类病症。
❷ 溃：原作“㿉”，据《甲乙经》卷四第二下、《太素》卷十五《五脏脉诊》改。
❸ 骨:《脉经》卷三第五、《甲乙经》卷四第二下“骨”后均有“痿”字。
❹ 腄腄（chuíchuí 捶捶）:《太素》卷十五《五脏脉诊》、《甲乙经》卷四第二下、《病源》卷十三《奔豚气候》作“垂垂”。似是。垂垂，低垂貌。

黄帝曰：余闻五脏六腑之气，荥输所入为合，令[1]何道从入，入安连过，愿闻其故。岐伯答曰：此阳脉之别入于内，属于腑者也。

黄帝曰：荥输与合，各有名乎？岐伯答曰：荥输治外经，合治内腑。黄帝曰：治内腑奈何？岐伯曰：取之于合。黄帝曰：合各有名乎？岐伯答曰：胃合于三里，大肠合入于巨虚上廉，小肠合入于巨虚下廉，三焦合入于委阳，膀胱合入于委中央，胆合入于阳陵泉。

黄帝曰：取之奈何？岐伯答曰：取之三里者，低跗取之；巨虚者，举足取之；委阳者，屈伸而索之；委中者，屈而取之；阳陵泉者，正竖膝予之齐，下至委阳之阳取之；取诸外经者，揄申而从之。

黄帝曰：愿闻六腑之病。岐伯答曰：面热者，足阳明病；鱼络血者，手阳明病；两跗之上脉竖[2]陷者，足阳明病，此胃脉也。

大肠病者，肠中切痛而鸣濯濯[3]，冬日重感于寒即泄，当脐而痛，不能久立，与胃同候，取巨虚上廉。

胃病者，腹䐜胀，胃脘当心而痛，上肢[4]两胁，膈咽

---

❶ 令:《太素》卷十一《腑病合输》作“今”。
❷ 竖:《甲乙经》卷四第二下、《太素》卷十一《腑病合输》作“坚若”。义胜。
❸ 濯濯（zhuózhuó 卓卓）：水声。
❹ 肢:《脉经》卷六第六、《千金要方》卷十六第一作“支”。义胜。

不通，食饮不下，取之三里也。

小肠病者，小腹痛，腰脊控睾而痛，时窘之后[1]，当耳前热，若寒甚，若独肩上热甚，及手小指次指之间热，若脉陷者，此其候也。手太阳病也[2]，取之巨虚下廉。

三焦病者，腹[3]气满，小腹尤坚，不得小便，窘急，溢则水[4]，留即为胀，候在足太阳之外大络，大络在太阳、少阳之间，亦[5]见于脉，取委阳[6]。

膀胱病者，小腹偏肿而痛，以手按之，即欲小便而不得，肩上热，若脉陷，及足小指外廉及胫踝后皆热，若脉陷，取委中央。

胆病者，善太息，口苦，呕宿汁，心下澹澹，恐人将捕之，嗌中吤吤[7]然，数唾，在[8]足少阳之本末，亦视其脉之陷下者灸之，其寒热者取阳陵泉。

黄帝曰：刺之有道乎？岐伯答曰：刺此者，必中气穴，无中肉节。中气穴则针染[9]于巷，中肉节即皮肤痛，

---

❶ 后:《脉经》卷六第四、《千金要方》卷十四第一作“复”。

❷ 手太阳病也:《脉经》卷六第四、《甲乙经》卷九第八无此五字。

❸ 腹:《脉经》卷六第十一、《甲乙经》卷九第九“腹”后有“胀”字。

❹ 水:《脉经》卷六第十一、《甲乙经》卷九第九、《太素》卷十一《腑病合输》“水”前有“为”字。

❺ 亦:《脉经》卷六第十一作“赤”，形近致误，当改。

❻ 阳:《甲乙经》卷九第九作“中”。

❼ 嗌中吤吤:《千金要方》卷十二第一“嗌”作“咽”。嗌，咽喉。嗌、咽，义同。《脉经》卷六第二“吤吤”作“介介”。

❽ 在:《脉经》卷六第二、《甲乙经》卷九第五、《太素》卷十一《腑病合输》“在”前有“候”字。

❾ 染:《甲乙经》卷五第一下作“游”。原注:“一作游。”为是，当改。

补泻反则病益笃。中筋则筋缓，邪气不出，与其真[1]相搏，乱而不去，反还内著。用针不审，以顺为逆也。

---

[1] 真:《太素》卷十一《腑病合输》真后有“气”。于义较明。

卷之二

根结第五

岐伯曰：天地相感，寒暖相移，阴阳之道❶，孰少孰多？阴道偶，阳道奇。发于春夏，阴气少，阳气多，阴阳不调，何补何泻？发于秋冬，阳气少，阴气多，阴气盛而阳气衰，故茎叶枯槁，湿雨下归❷，阴阳相移，何泻何补？奇邪离经，不可胜数，不知根结，五脏六腑，折关败枢，开阖而走，阴阳大失，不可复取。九针之玄❸，要在终始。故能知终始，一言而毕，不知终始，针道咸绝❹。

太阳根于至阴，结于命门。命门者，目也❺。阳明根于

❶ 道:《甲乙经》卷二第五作“数”。
❷ 湿雨下归:《太素》卷十《经脉根结》作“湿而下浸”。
❸ 玄:《太素》卷十《经脉根结》、《甲乙经》卷二第五作“要”。
❹ 咸绝:《太素》卷十《经脉根结》作“绝灭”。
❺ 命门者目也:《素问·阴阳离合论》、《太素》卷十《经脉根结》无此五字，疑注文窜入。

厉兑，结于颡大[1]。颡大者，钳耳也。少阳根于窍阴，结于窗笼。窗笼者，耳中也[2]。太阳为开[3]，阳明为阖，少阳为枢。故开折则肉节渎[4]而暴病起矣，故暴病者取之太阳，视有余不足。渎者，皮肉宛膲[5]而弱也。阖折则气无所止息而痿疾起矣，故痿疾者取之阳明，视有余不足。无所止息者，真气稽留，邪气居之也。枢折即骨繇[6]而不安于地，故骨繇者取之少阳，视有余不足。骨繇者，节缓而不收也。所谓骨繇者，摇故也[7]。当穷[8]其本也。

太阴根于隐白，结于太仓。少阴根于涌泉，结于廉泉。厥阴根于大敦，结于玉英，络于膻中。太阴为关[9]，厥阴为阖，少阳为枢。故关折则仓廪无所输膈洞，膈洞者取之太阴，视有余不足。故关折者，气不足而生病也。阖

---

[1] 颡大:《甲乙经》卷二第五作“颃颡”。
[2] 窗笼者耳中也:《太素》卷十《经脉根结》无此六字。
[3] 开:《太素》卷十《经脉根结》、《素问·阴阳离合论》新校正引《九墟》作“关”。为是。
[4] 渎:《太素》卷十《经脉根结》作“殐”。《甲乙经》卷二第五、《素问·阴阳离合论》引《九墟》作“溃缓”。
[5] 渎者皮肉宛膲:渎,《太素》卷十《经脉根结》作“殐”;“肉”上无“皮”字;膲,作“燋”。宛,《甲乙经》卷二第五作“缓”。宛,通“郁”。《史记·扁鹊仓公列传》:“寒湿气宛。”
[6] 繇:《甲乙经》卷二第五作“摇”。《太素》卷十《经脉根结》杨上善注作“摇”,与《甲乙经》合。
[7] 所谓骨繇者摇故也:《甲乙经》卷二第五无此八字。
[8] 穷:《甲乙经》卷二第五作“覈”。义胜。覈,音义同核,核之古字。
[9] 关:原作“开”,据《太素》卷十《经脉根结》、《素问·阴阳离合论》新校正引《九墟》改。下文“关”字同。

折即气绝[1]而喜悲，悲者取之厥阴，视有余不足。枢折则脉有所结而不通，不通者取之少阴，视有余不足，有结者皆取之不足[2]。

足太阳根于至阴，溜[3]于京骨，注于昆仑，入于天柱、飞扬也。

足少阳根于窍阴，溜于丘墟，注于阳辅，入于天容[4]、光明也。

足阳明根于厉兑，溜于冲阳，注于下陵，入于人迎、丰隆也。

手太阳根于少泽，溜于阳谷，注于小海[5]，入于天窗、支正也。

手少阳根于关冲，溜于阳池，注于支沟，入于天牖、外关也。

手阳明根于商阳，溜于合谷，注于阳溪，入于扶突、偏历也。

---

❶ 绝:《甲乙经》卷二第五作“弛”,《太素》卷十《经脉根结》作“施”。施，张也；解也。施，通“弛”。《后汉书·光武纪》:“将众部施刑屯北边。”注:“施，读曰弛。弛，解也。”

❷ 不足:《甲乙经》卷二第五、《太素》卷十《经脉根结》无“不足”二字。疑衍。

❸ 溜:《太素》卷十《经脉根结》、《甲乙经》卷二第五并作“流”。溜，通“流”。本书《九针十二原》:“所溜为荥，所注为腧。”

❹ 天容:《甲乙经》卷二第五注:“天容，疑误。”马莳:“天容当作天冲。”似是。

❺ 小海：原作“少海”，据《甲乙经》卷三第二十九改。

此所谓十二经者，盛络皆[1]当取之。

一日一夜五十营，以营五脏之精，不应数者，名曰狂生。所谓五十营者，五脏皆受气。持其脉口，数其至也。五十动而不一代者，五脏皆受气；四十动一代者，一脏无气；三十动一代者，二脏无气；二十动一代者，三脏无气；十动一代者，四脏无气；不满十动一代者，五脏无气。予[2]之短期，要在终始。所谓五十动而不一代者，以为常也。以知五脏之期，予之短期者，乍数乍疏也。

黄帝曰：逆顺五体者，言人骨节之小大，肉之坚脆，皮之厚薄，血之清浊，气之滑涩，脉之长短，血之多少，经络之数，余已知之矣，此皆布衣匹夫之士也。夫王公大人，血食之君，身体柔脆[3]，肌肉软弱，血气慓悍滑利，其刺之徐疾浅深多少，可得同之乎？岐伯答曰：膏粱、菽藿之味，何可同也？气滑即出疾，其气涩则出迟，气悍则针小而入浅，气涩则针大而入深，深则欲留，浅则欲疾。以此观之，刺布衣者深以留之，刺大人者微以徐之，此皆因气慓悍滑利也。

黄帝曰：形气之逆顺奈何？岐伯曰：形气不足，病气有余，是邪胜也，急泻之。形气有余，病气不足，急补

---

❶ 盛络皆:《甲乙经》卷二第五作“络盛者”。
❷ 予:《甲乙经》卷四第一作“与”。予，通“与”。
❸ 柔脆:《甲乙经》卷五第六作“空虚”。

之。形气不足，病气不足，此阴阳气俱不足也，不可刺之，刺之则重不足，重不足则阴阳俱竭，血气皆尽，五脏空虚，筋骨髓枯，老者绝灭，壮者不复矣。形气有余，病气有余，此谓阴阳俱有余也，急泻其邪，调其虚实。故曰：有余者泻之，不足者补之，此之谓也。故曰：刺不知逆顺，真邪相搏。满[1]而补之，则阴阳四[2]溢，肠胃充郭[3]，肝肺内膜，阴阳相错。虚而泻之，则经脉空虚，血气竭枯，肠胃偃辟[4]，皮肤薄著，毛腠夭膲[5]，予之死期。故曰：用针之要，在于知调阴与阳，调阴与阳，精气乃光[6]，合形与气，使神内藏。故曰上工平气，中工乱脉，下工绝气危生。故曰下工[7]不可不慎也。必审五脏变化之病，五脉之应[8]，经络之实虚，皮之柔粗，而后取之也。

寿夭刚柔第六

黄帝问于少师曰：余闻人之生也，有刚有柔，有弱有强，有短有长，有阴有阳，愿闻其方。少师答曰：阴中有

---

❶ 满:《甲乙经》卷五第六作“实”。
❷ 四:《甲乙经》卷五第六“四”作“皆”，“四”上有“血气”二字。
❸ 充郭：胀满。郭，通“廓”。
❹ 偃辟：偃，通“慑”。《说文解字注·心部》：“失气也……或作偃。”《太素》卷二十二《刺法》作“摄”，杨上善注：“偃辟，肠胃无气也”。萧延平按：“《甲乙经》作‘慑’”。摄，通“慑”。偃、慑、摄，互通。
❺ 膲:《甲乙经》卷五第六、《太素》卷二十二《刺法》作“焦”。《集韵》：“三膲，无形之府。通作焦。”
❻ 光:《甲乙经》卷五第六作“充”。
❼ 故曰下工:《甲乙经》卷五第六无此四字。
❽ 应:《甲乙经》卷五第六“应”上有“相”字

阴[1]，阳中有阳[2]，审知阴阳，刺之有方，得病所始，刺之有理，谨度病端，与时相应，内合于五脏六腑，外合于筋骨皮肤。是故内有阴阳，外亦有阴阳。在内者，五脏为阴，六腑为阳；在外者，筋骨为阴，皮肤为阳。故曰：病在阴之阴者，刺阴之荥输；病在阳之阳者，刺阳之合；病在阳之阴者，刺阴之经；病在阴之阳者，刺络脉。故曰：病在阳者命曰风，病在阴者命曰痹，病[3]阴阳俱病命曰风痹。病有形而不痛者，阳之类也；无形而痛者，阴之类也。无形而痛者，其阳完[4]而阴伤之也，急治其阴，无攻其阳；有形而不痛者，其阴完而阳伤之也，急治其阳，无攻其阴。阴阳俱动，乍有形，乍无形，加以烦心，命曰阴胜其阳，此谓不表不里，其形不久。

黄帝问于伯高曰：余闻形气病之先后、外内之应奈何？伯高答曰：风寒伤形，忧恐忿怒伤气。气伤脏，乃病脏；寒伤形，乃应形；风伤筋脉，筋脉乃应。此形气外内之相应也。

黄帝曰：刺之奈何？伯高答曰：病九日者，三刺而已；病一月者，十刺而已。多少远近，以此衰之。久痹不去身者，视其血络，尽出其血。

---

❶ 阴:《甲乙经》卷六第六作“阳”。
❷ 阳:《甲乙经》卷六第六作“阴”。
❸ 病:《甲乙经》卷六第六无“病”字。
❹ 完:《甲乙经》卷六第六原校注引《九墟》作“缓”。

黄帝曰：外内之病，难易之治奈何？伯高答曰：形先病而未入脏者，刺之半其日；脏先病而形乃应者，刺之倍其日。此月[1]内难易之应也。

黄帝问于伯高曰：余闻形有缓急，气有盛衰，骨有大小，肉有坚脆，皮有厚薄，其以立寿夭奈何？伯高答曰：形与气相任则寿，不相任则夭。皮与肉相果则寿，不相果[2]则夭。血气经络胜形则寿，不胜形则夭。

黄帝曰：何谓形之缓急？伯高答曰：形充而皮肤缓者则寿，形充而皮肤急者则夭；形充而脉坚大者顺也，形充而脉小以弱者气衰，衰则危矣。若形充而颧不起者骨[3]小，骨小则夭矣。形充而大肉䐃坚而有分者肉坚，肉坚则寿矣；形充而大肉无分理不坚者肉脆，肉脆则夭矣。此天之生命，所以立形定气而视寿夭者。必明乎此立形定气，而后以临病人，决死生。

黄帝曰：余闻寿夭，无以度之。伯高答曰：墙基卑，高不及其地者，不满三十而死，其有因加疾者，不及二十而死也。

黄帝曰：形气之相胜，以立寿夭奈何？伯高答曰：平人而气胜形者寿；病而形肉脱，气胜形者死，形胜气者

---

❶ 月:《甲乙经》卷六第六作“外”。义胜。
❷ 果:《甲乙经》卷六第十一作“裹”。
❸ 骨:《甲乙经》卷六第十一作“肾”。

危矣。

黄帝曰：余闻刺有三变，何谓三变？伯高答曰：有刺营者，有刺卫者，有刺寒痹之留经者。

黄帝曰：刺三变者奈何？伯高答曰：刺营者出血，刺卫者出气，刺寒痹者内热。

黄帝曰：营卫寒痹之为病奈何？伯高答曰：营之生病也，寒热少气，血上下行。卫之生病也，气痛时来时去，怫忾贲响，风寒客于肠胃之中。寒痹之为病也，留而不去，时痛而皮不仁。

黄帝曰：刺寒痹内热奈何？伯高答曰：刺布衣者，以火焠之；刺大人者，以药熨之。

黄帝曰：药熨奈何？伯高答曰：用淳[1]酒二十升，蜀椒一升，干姜一斤，桂心一斤，凡四种，皆㕮咀，渍酒中。用绵絮一斤，细白布四丈，并内酒中。置酒马矢煴中，盖封涂，勿使泄，五日五夜，出布绵絮，曝干之，干复渍，以尽其汁。每渍必晬[2]其日，乃出干。干，并用滓与绵絮，复布为复巾，长六七尺，为六七巾，则用之生桑炭炙巾，以熨寒痹所刺[3]之处，令热入至于病所；寒，复炙巾以熨之，三十遍而止。汗出，以巾拭身，亦三十遍而

---

❶ 淳：《甲乙经》卷十第一上作“醇”。
❷ 晬（zuì 醉）：一周时，即一昼夜。
❸ 刺：《甲乙经》卷十第一上作“乘”。

止。起步内中，无见风。每刺必熨，如此病已矣。此所谓内热也。

官针第七

凡刺[1]之要，官针最妙。九针之宜，各有所为，长短大小，各有所施也，不得其用，病弗能移。疾[2]浅针深，内伤良肉，皮肤为痈；病深针浅，病气不泻，支[3]为大脓。病小针大，气泻太甚，疾必为害；病大针小，气不泄泻，亦复为败。失[4]针之宜，大者泻，小者不移。已言其过，请言其所施。

病在皮肤无常处者，取以镵针于病所，肤白勿取。病在分肉间，取以员针于病所。病在经络痼痹者，取以锋针。病在脉，气少当补之者，取以鍉针于井荥分输。病为大脓者，取以铍针。病痹气暴发者，取以员利针。病痹气痛而不去者，取以毫针。病在中者，取以长针。病水肿不能通关节者，取以大针。病在五脏固居者，取以锋针，泻于井荥分输，取以四时。

凡刺有九，以应九变。一曰输刺，输刺者，刺诸经

---

❶ 凡刺：《太素》卷二十二《九针所主》作“九针”。

❷ 疾：《太素》卷二十二《九针所主》作“病”，与“病深”“病小”“病大”文例合。

❸ 支：《甲乙经》卷五第二、《太素》卷二十二《九针所主》作“反”。义胜。

❹ 失：《甲乙经》卷五第二、《太素》卷二十二《九针所主》作“夫”。义胜。

荥输、脏输也。二曰远[1]道刺，远道刺者，病在上，取之下，刺腑腧也。三曰经刺，经刺者，刺大经之结络经分也。四曰络刺，络刺者，刺小络之血脉也。五曰分刺，分刺者，刺分肉之间也。六曰大泻刺，大泻刺者，刺大脓以铍针也。七曰毛刺，毛刺者，刺浮痹于皮肤也。八曰巨刺，巨刺者，左取右，右取左。九曰焠刺，焠刺者，刺[2]燔针则取痹也。

凡刺有十二节，以应十二经。一曰偶刺，偶刺者，以手直心若背，直痛所，一刺前，一刺后，以治心痹，刺此者旁针之也。二曰报刺，报刺者，刺痛无常处也，上下行者，直内无拔针，以左手随病所按之乃出针，复刺之也。三曰恢刺，恢刺者，直刺旁之，举之前后，恢筋急，以治筋痹也。四曰齐刺，齐刺者，直入一，旁入二，以治寒气小深者。或曰三刺，三刺者，治痹气小深者也。五曰扬[3]刺，扬刺者，正内一，旁内四，而浮之，以治寒气之博大者也。六曰直针刺，直针刺者，引皮乃刺之，以治寒气之浅者也。七曰输刺，输刺者，直入直出，稀发针而深之，以治气盛而热者也。八曰短刺，短刺者，刺骨痹，稍摇而深之，致针骨所，以上下摩骨也。九曰浮刺，浮刺者，旁

---

❶ 远:《甲乙经》卷五第二无“远”字。
❷ 刺:《甲乙经》卷五第二无“刺”字。可参。
❸ 扬:《素问·长刺节论》新校正引《甲乙经》作“阳”。

入而浮之，以治肌急而寒者也。十曰阴刺，阴刺者，左右率[1]刺之，以治寒厥，中寒厥，足[2]踝后少阴也。十一曰旁针刺，旁针刺者，直刺旁刺各一，以治留痹久居者也。十二曰赞刺，赞刺者，直入直出，数发针而浅之出血，是谓治痈肿也。

脉之所居深不见者，刺之微内针而久留之，以致其空脉气也。脉浅者勿刺，按绝其脉乃刺之，无令精[3]出，独出其邪气耳。所谓三刺则谷气出者，先浅刺绝皮，以出阳邪；再刺则阴邪出者，少益深，绝皮致肌肉，未入分肉间也；已入分肉之间，则谷气出。故《刺法》曰：始刺浅之，以逐邪气而来血气；后刺深之，以致阴气之邪；最后刺极深之，以下谷气。此之谓也。故用针者，不知年之所加，气之盛衰，虚实之所起，不可以为工也。

凡刺有五，以应五脏。一曰半刺，半刺者，浅内而疾发针，无针伤肉，如拔毛状，以取皮气，此肺之应也。二曰豹文刺，豹文刺者，左右前后针之，中脉为故，以取经络之血者，此心之应也。三曰关刺，关刺者，直刺左右尽筋上，以取筋痹，慎无出血，此肝之应也，或曰渊[4]刺，一曰岂刺。四曰合谷刺，合谷刺者，左右鸡足，针于分肉

---

❶ 率:《素问·长刺节论》新校正引《甲乙经》作“卒”。
❷ 足:《甲乙经》卷五第二“足”上有“取”字。可参。
❸ 精:《圣济总录》卷一百九十二引“精”下有“气”字。义胜。
❹ 渊:《太素》卷二十二《五刺》作“开”。

之间，以取肌痹，此脾之应也。五曰输刺，输刺者，直入直出，深内之至骨，以取骨痹，此肾之应也。

本神第八

黄帝问于岐伯曰：凡刺之法，先必本于神。血、脉、营、气、精神，此五脏之所藏也，至其淫泆[1]离脏则精失，魂魄飞扬，志意恍[2]乱，智虑去身者，何因而然乎？天之罪与？人之过乎？何谓德、气、生、精、神、魂、魄、心、意、志、思、智、虑？请问其故。

岐伯答曰：天之在我者德也，地之在我者气也，德流气薄而生者也。故生之来谓之精，两精相搏谓之神，随神往来者谓之魂，并精而出入者谓之魄，所[3]以任物者谓之心，心有所忆谓之意，意之所存谓之志，因志而存变谓之思，因思而远慕谓之虑，因虑而处物谓之智。故智者之养生也，必顺四时而适寒暑，和喜怒而安居处，节阴阳而调刚柔，如是则僻邪不至[4]，长生久视。

是故怵惕思虑者则伤神，神伤则恐惧[5]，流淫[6]而不止，因悲哀动中者，竭绝而失生。喜乐者，神惮散而不

❶ 泆（yì 义）：通“溢”。《论衡·效力》：“如岸狭地仰，沟洫决泆，散在丘墟矣。”
❷ 恍：周本作“悗”。悗（mán 蛮），烦闷。作“悗”为是。
❸ 所：《甲乙经》卷一第一作“可”。
❹ 至：《甲乙经》卷一第一作“生”。
❺ 则伤神神伤则恐惧：《太素》卷六首篇无此八字。
❻ 淫：《太素》卷六首篇作“溢”。淫，溢也，过也。淫、溢，义同。

藏；愁忧者，气[1]闭塞而不行；盛怒者，迷惑而不治；恐惧者，神[2]荡惮而不收。

心[3]怵惕思虑则伤神，神伤则恐惧自失，破䐃脱肉，毛悴色夭，死于冬。

脾[3]愁忧而不解则伤意，意伤则悗[4]乱，四肢不举，毛悴色夭，死于春。

肝[3]悲哀动中则伤魂，魂伤则狂忘[5]不精，不精则不正，当人阴缩而挛筋，两胁骨不举，毛悴色夭，死于秋。

肺[3]喜乐无极则伤魄，魄伤则狂，狂者意不存人，皮革焦，毛悴色夭，死于夏。

肾[3]盛怒而不止则伤志，志伤则喜忘其前言，腰脊[6]不可以俛仰屈伸，毛悴色夭，死于季夏。

恐惧而不解则伤精，精伤则骨酸痿厥，精时自下。是故五脏主藏精者也，不可伤，伤则失守而阴虚，阴虚则无气，无气则死矣。是故用针者，察观病人之态[7]，以知精神魂魄之存亡得失之意，五者[8]以伤，针不可以治之也。

---

❶ 气:《太素》卷六首篇、《素问·疏五过论》王冰注无“气”字。
❷ 神:《太素》卷六首篇、《素问·疏五过论》王冰注无“神”字。
❸ 心 脾 肝 肺 肾:《素问·宣明五气》王冰注引无“心”“脾”“肝”“肺”“肾”字。
❹ 悗（mán 瞒）：烦闷。
❺ 忘:《甲乙经》卷一第一、《千金要方》卷十一第一作“妄”。似是。
❻ 脊:《脉经》卷三第五、《千金要方》卷十九第一“脊”下有“痛”字。
❼ 态:《太素》卷六首篇作“能”。能，通“态”。《素问·阴阳应象大论》:“病之形能也。”
❽ 者:《太素》卷六首篇作“脏”。于义较明。

肝藏血，血舍魂，肝气虚则恐，实则怒。脾藏营，营舍意，脾气虚则四肢不用，五脏不安；实则腹胀，经❶溲不利。心藏脉，脉舍神，心气虚则悲，实则笑不休。肺藏气，气舍魄，肺气虚则鼻塞不利，少气；实则喘喝，胸盈仰息。肾藏精，精舍志❷，肾气虚则厥，实则胀❸，五脏不安。必审五脏之病形，以知其气之虚实，谨而调之也。

终始第九

凡刺之道，毕于终始，明知终始，五脏为纪，阴阳定矣。阴者主脏，阳者主腑，阳受气于四末，阴受气于五脏。故泻者迎之，补者随之，知迎知随，气可令和。和气之方，必通阴阳，五脏为阴，六腑为阳。传之后世，以血为盟，敬之者昌，慢之者亡，无道行私，必得夭殃❹。

谨奉天道，请言终始。终始者，经脉为纪。持其脉口人迎，以知阴阳有余不足，平与不平，天道毕矣。所谓平人者不病，不病者，脉口人迎应四时也，上下相应而俱往来也，六经之脉不结动也，本末之寒温之相守司也，形肉血气必相称也，是谓平人。

❶ 经：《脉经》卷六第五、《甲乙经》卷一第一、《素问·调经论》王冰注引《针经》作“泾”。王冰注：“泾，大便也。”《太素》卷六首篇同本书，杨上善释为“女子月经。”

❷ 舍志：《素问·调经论》王冰注引《针经》“舍”作“含”。《甲乙经》卷一第一“志”作“气”。

❸ 胀：《脉经》卷六第九、《千金要方》卷十九第一“胀”下有“满”字。

❹ 传之……夭殃：《甲乙经》卷五第五无此二十四字。

少气者，脉口人迎俱少而不称尺寸也。如是者，则阴阳俱不足，补阳则阴竭，泻阴则阳脱。如是者，可将以甘药，不[1]可饮以至剂。如此者，弗久[2]不已者；因而泻之，则五脏气坏矣。

人迎一盛，病在足少阳；一盛而躁，病在手少阳。人迎二盛，病在足太阳；二盛而躁，病在手太阳。人迎三盛，病在足阳明；三盛而躁，病在手阳明。人迎四盛，且大且数，名曰溢[3]阳，溢阳为外格。脉口一盛，病在足厥阴；厥阴[4]一盛而躁，在手心主[5]。脉口二盛，病在足少阴；二盛而躁，在手少阴。脉口三盛，病在足太阴；三盛而躁，在手太阴。脉口四盛，且大且数者，名曰溢[6]阴，溢阴为内关，内关不通死不治。人迎与脉[7]口俱盛四倍以上，命曰关格，关格者与之短期。

人迎一盛，泻足少阳而补足厥阴，二泻一补，日一取之，必切而验之，躁[8]取之上，气和乃止。人迎二盛，泻足太阳而[9]补足少阴，二泻一补，二日一取之，必切而验

❶ 不:《太素》卷十四《人迎脉口诊》“不”后有“愈”字。
❷ 久：原作“灸”，据《太素》卷十四《人迎脉口诊》杨上善注改。
❸ 溢:《素问·六节藏象论》作“格”。
❹ 厥阴:《素问·六节藏象论》王冰注引本书、《甲乙经》卷五第五、《太素》卷十四《人迎脉口诊》无此二字。
❺ 心主:《素问·六节藏象论》王冰注引《灵枢》作“厥阴”。
❻ 溢:《素问·六节藏象论》作“关”。
❼ 脉:“脉”前原有“太阴”二字，据《素问·六节藏象论》删，以与文例合。
❽ 躁：原作“疏（踈）”，据《太素》卷十四《人迎脉口诊》改。下文“躁”同。
❾ 而：原脱，据《甲乙经》卷五第五、《太素》卷十四《人迎脉口诊》补，以与文例合。

之，躁取之上，气和乃止。人迎三盛，泻足阳明而补足太阴，二泻一补，日二取之，必切而验之，躁取之上，气和乃止。脉口一盛，泻足厥阴而补足少阳，二补一泻，日一取之，必切而验之，躁取之上，气和乃止。脉口二盛，泻足少阴而补足太阳，二补一泻，二日一取之，必切而验之，躁取之上，气和乃止。脉口三盛，泻足太阴而补足阳明，二补一泻，日二取之，必切而验之，躁取之上，气和乃止，所以日二取之者，太阴❶主胃，大富于谷气，故可日二取之也。人迎与脉口俱盛三❷倍以上，命曰阴阳俱溢，如是者不开，则血脉闭塞，气无所行，流淫于中，五脏内伤。如此者，因而灸之，则变易而为他病矣。

凡刺之道，气调而止，补阴泻阳，音气❸益彰，耳目聪明，反此者血气不行。

所谓气至而有效者，泻则益虚，虚者脉大如其故而不坚也，坚如其故者❹，适虽言故❺，病未去也。补则益实，实者脉大如其故而益坚也，大❻如其故而不坚者，适虽言

❶ 太阴：原作“太阳”，据《甲乙经》卷五第五、《太素》卷十四《人迎脉口诊》改。
❷ 三:《甲乙经》卷五第五作“四”。
❸ 气:《甲乙经》卷五第五作“声”。义胜。
❹ 坚如其故者:《甲乙经》卷五第五作“大如故而益坚者”。为是，与文例合。
❺ 故:《太素》卷十四《人迎脉口诊》作“快”。
❻ 大：原作“夫”，据《甲乙经》卷五第五、《太素》卷十四《人迎脉口诊》改，以与文例合。

快，病未去也。故补则实，泻则虚，痛虽不随针减[1]，病必衰去。必先通十二经脉之所生病，而后可得传于终始矣。故阴阳不相移，虚实不相倾，取之其经。

凡刺之属，三刺至谷气，邪僻妄合，阴阳易居，逆顺相反，沉浮异处，四时不得，稽留淫泆，须针而去。故一刺则阳邪出，再刺则阴邪出，三刺则谷气至，谷气至而止。所谓谷气至者，已补而实，已泻而虚，故以[2]知谷气至也。邪气独去者，阴与阳未能调，而病知愈也。故曰补则实，泻则虚，痛虽不随针减，病必衰去矣。

阴盛而阳虚，先补其阳，后泻其阴而和之。阴虚而阳盛，先补其阴，后泻其阳而和之。

三脉动于足大指之间，必审其实虚，虚而泻之，是谓重虚，重虚病益甚。凡刺此者，以指按之，脉动而实且疾者则[3]泻之，虚而徐者则补之，反此者病益甚。其动也，阳明在上，厥阴在中，少[4]阴在下。

膺腧中膺，背腧中背，肩膊虚者取之上。

重舌，刺舌柱以铍针也。手屈而不伸者，其病在筋；伸而不屈者，其病在骨。在骨守骨，在筋守筋。

---

❶ 减：原脱，据《甲乙经》卷五第五补。下文“减”字同。
❷ 以：《甲乙经》卷五第五无“以”字。
❸ 则：原作“疾”，据《甲乙经》卷五第五改，与下文“则补之”为对文。
❹ 少：《太素》卷二十二《三刺》作“太”。

补❶须一方实，深取之，稀❷按其痏，以极出其邪气。一方虚，浅刺之，以养其脉，疾按其痏，无使邪气得入。邪气来也紧❸而疾，谷❹气来也徐而和。脉实者，深刺之，以泄其气；脉虚者，浅刺之，使精气无得出，以养其脉，独出其邪气。刺诸痛者❺，其脉皆实。

故曰❻：从腰以上者，手太阴阳明皆主之；从腰以下者，足太阴阳明皆主之。病在上者下取之，病在下者高取之，病在头者取之足，病在足❼者取之腘。病生于头者头重，生于手者臂重，生于足者足重。治病者，先刺其病所从生者也。

春气在毛❽，夏气在皮肤，秋气在分肉，冬气在筋骨。刺此病者，各以其时为齐❾。故刺肥人者，以❿秋冬之齐；刺瘦人者，以春夏之齐。病痛者阴也，痛而以手按之不得者阴也，深刺之。病在上者阳也，病在下者阴也。痒者阳也，浅刺之⓫。

❶ 补:《太素》卷二十二《三刺》杨上善注:"量此补下脱一泻字。"为是。
❷ 稀:《太素》卷二十二《三刺》作"希"。稀，通"希"。《集韵》:"通作希。"
❸ 紧:《太素》卷二十二《三刺》作"坚"。
❹ 谷：原作"邪"，据《甲乙经》卷五第五、《太素》卷二十二《三刺》改。
❺ 者:《甲乙经》卷五第五、《太素》卷二十二《三刺》"者"字后有"深刺之，诸痛者"六字。义胜。
❻ 故曰:《甲乙经》卷五第五、《太素》卷二十二《三刺》无此二字。
❼ 足:《甲乙经》卷五第五、《太素》卷二十二《三刺》作"腰"。似是。
❽ 毛:《甲乙经》卷五第五、《太素》卷二十二《三刺》"毛"上有"毫"字，与文例合，当补。
❾ 齐：通"剂"。指针刺的深浅和补泻。
❿ 以：原脱，据《甲乙经》卷五第五、《太素》卷二十二《三刺》补。
⓫ 痒者阳也浅刺之：此七字，《甲乙经》卷五第五在"深刺之"句后。义胜。

病先起阴者，先治其阴而后治其阳；病先起阳者，先治其阳而后治其阴。刺热厥者，留针反为寒；刺寒厥者，留针反为热。刺热厥者，二阴一阳；刺寒厥者，二阳一阴。所谓二阴者，二刺阴也；一❶阳者，一刺阳也。久病者，邪气入深，刺此❷病者，深内而久留之，间日而复刺之，必先调其左右，去其血脉，刺道毕矣。

凡刺之法，必察其形气。形肉❸未脱，少气而脉又躁，躁疾❹者，必为缪刺之，散气可收，聚气可布。深居静处，占❺神往来，闭户塞牖，魂魄不散，专意一神，精气之❻分，毋闻人声，以收其精，必一其神，令志在针，浅而留之，微而浮之，以移其神，气至乃休。男内女外❼，坚拒勿出，谨守勿内，是谓得气。

凡刺之禁，新内勿刺，新❽刺勿内；已❾醉勿刺，已刺勿醉；新❿怒勿刺，已刺勿怒；新劳勿刺，已刺勿劳；已饱勿刺，已刺勿饱；已饥勿刺，已刺勿饥；已渴勿刺，

❶ 一:《甲乙经》卷七第三作“二”。
❷ 此:《太素》卷二十二《三刺》作“久”。
❸ 肉:《甲乙经》卷五第五作“气”。
❹ 疾: 原作“厥”，据《甲乙经》卷五第五原校注改。
❺ 占:《太素》卷二十二《三刺》作“与”。义胜。
❻ 之:《太素》卷二十二《三刺》作“不”。可从。
❼ 男内女外:《难经·七十八难》作“男外女内”,《甲乙经》卷五第五作“男女内外”。
❽ 新:《脉经》卷七第十二、《甲乙经》卷五第一上、《素问·刺禁论》新校正引并作“已”。
❾ 已:《甲乙经》卷五第一上、《素问·刺禁论》新校正引本书作“大”
❿ 新:《甲乙经》卷五第一上、《素问·刺禁论》新校正引本书作“大”。

已刺勿渴；大惊大恐[1]，必定其气乃刺之。乘车来者，卧而休之，如食顷乃刺之。出[2]行来者，坐而休之，如行十里顷乃刺之。凡此十二禁者，其脉乱气散，逆其营卫，经气不次，因而刺之，则阳病入于阴，阴病出为阳，则邪气复生，粗工勿察，是谓伐身，形体淫泆[3]，乃消脑髓[4]，津液不化，脱其五味，是谓失气也。

太阳之脉，其终也，戴眼反折瘛疭，其色白，绝皮乃绝汗，绝汗则终矣。少阳终者，耳聋，百节尽纵，目系绝，目系绝一日半则死矣，其死也，色青白乃死。阳明终者，口目动作，喜惊妄言，色黄，其上下之经盛而不行，则终矣。少阴终者，面黑齿长而垢，腹胀闭塞[5]，上下不通而终矣。厥阴终者，中热嗌干，喜溺心烦，甚则舌卷、卵上缩而终矣。太阴终者，腹胀闭不得息，善[6]噫善呕，呕则逆，逆则面赤，不逆则上下不通，上下不通则面黑、皮毛燋[7]而终矣。

---

❶ 恐:《甲乙经》卷五第一上作“怒”。
❷ 出:《甲乙经》卷五第一上作“步”，与文例合，当改。
❸ 淫泆:《甲乙经》卷五第一上、《素问·骨空论》王冰注作“淫泺”，即酸痛无力。为是，当改。
❹ 乃消脑髓:《甲乙经》卷五第一上“乃”作“反”，“脑”作“骨”。
❺ 塞:《素问·诊要经终论》无“塞”字。
❻ 善：原作“气”，据《素问·诊要经终论》、《甲乙经》卷二第一上引《九卷》改。
❼ 燋:《素问·诊要经终论》、《甲乙经》卷二第一上作“焦”。燋、焦、憔互通。

卷之三

经脉第十

雷公问于黄帝曰：《禁脉[1]》之言，凡刺之理，经脉为始，营其所行，制[2]其度量，内次五脏，外别六腑，愿尽闻其道。黄帝曰：人始生，先成精，精成而脑髓生，骨为干，脉为营，筋为刚[3]，肉为墙，皮肤坚而毛发长，谷入于胃，脉道以通，血气乃行。雷公曰：愿卒闻经脉之始生。黄帝曰：经脉者，所以能决死生，处百病，调虚实，不可不通。

肺手太阴之脉，起于中焦，下络大肠，还循胃口，上膈属肺，从肺系横出腋下，下循臑内，行少阴、心主之

---

❶ 禁脉：本书有《禁服》篇，脉，当作“服”。
❷ 制：本书《禁服》、《太素》卷十四《人迎脉口诊》作“知”。义胜。
❸ 刚：通“纲”。《说文解字·系部》：“纲，维纮绳也。”

前，下肘中，循臂内上骨下廉，入寸口，上鱼[1]，循鱼际，出大指之端；其支者，从腕后直出次指内廉，出其端。是动则病肺胀满，膨膨而喘咳，缺盆中痛，甚则交两手而瞀，此为臂厥。是主肺所生病者，咳，上气喘渴[2]，烦心胸满，臑臂内前廉痛厥[3]，掌中热。气盛有余，则肩背痛，风寒汗出中风[4]，小便数而欠。气虚则肩背痛寒，少气不足以息，溺色变。为此诸病，盛则泻之，虚则补之，热则疾之，寒则留之，陷下则灸之，不盛不虚以经取之。盛者寸口大三倍于人迎，虚者则寸口反小于人迎也。

大肠手阳明之脉，起于大指次指之端，循指上廉，出合谷两骨之间，上入两筋之中，循臂上廉，入肘外廉，上[5]臑外前廉，上肩，出髃骨之[6]前廉，上出于柱骨之会上，下入缺盆，络肺，下膈，属大肠；其支者，从缺盆上颈贯颊，入下齿中，还出挟口，交人中，左之右，右之左，上挟鼻孔[7]。是动则病齿痛颈肿。是主津液[8]所生病者，目黄口干，鼽衄，喉痹，肩前臑痛，大指次指痛不

---

❶ 上鱼:《难经·二十二难》杨玄操注引、《圣济总录》卷一百九十一引“上”下并无“鱼”字，“上”字属下读。
❷ 渴:《脉经》卷六第七、《甲乙经》卷二第一上作“喝”。为是，当改。
❸ 厥:《脉经》卷六第七无。疑衍。
❹ 中风:《脉经》卷六第七无“中风”二字。
❺ 上:《脉经》卷六第八作“循”。
❻ 骨之:《太素》卷八《经脉连环》无“骨之”二字。
❼ 孔:《素问·诊要经终论》王冰注作“鼽”。
❽ 液:《脉经》卷六第八、《太素》卷八《经脉连环》无“液”字。义胜。

用。气有余则当脉所过者热肿，虚则寒栗不复。为此诸病，盛则泻之，虚则补之，热则疾之，寒则留之，陷下则灸之，不盛不虚以经取之。盛者人迎大三倍于寸口，虚者人迎反小于寸口也。

胃足阳明之脉，起于鼻之交頞中，旁纳太阳❶之脉，下循鼻外，入上齿中，还出挟口环唇，下交承浆，却循颐后下廉，出大迎，循颊车，上耳前，过客主人，循发际，至额颅；其支者，从大迎前下人迎，循喉咙，入缺盆，下膈，属胃络脾；其直者，从缺盆下乳内廉，下挟脐，入气街中；其支者，起于胃口❷，下循腹里，下至气街中而合，以下髀关❸，抵伏兔，下膝膑中，下循胫外廉，下足跗，入中指内间；其支者，下膝❹三寸而别，下入中指❺外间；其支者，别跗上，入大指间，出其端。是动则病洒洒❻振寒，善伸❼数欠，颜黑，病至则恶人与火，闻木

---

❶ 纳太阳：纳，《脉经》卷六第六、《千金要方》卷十六第一作“约”。太阳，《甲乙经》卷二第一上“太阳”作“大肠”。

❷ 起于胃口：《素问·五脏生成》《素问·刺腰痛》王冰注作“起胃下口”。为是。

❸ 关：《太素》卷八《经脉连环》无“关”字。

❹ 膝：原作“廉”，据《脉经》卷六第六、《甲乙经》卷二第一上、《太素》卷八《经脉连环》改。

❺ 中指：《医宗金鉴·刺灸心法要诀》注：“按足阳明是足大趾之次趾，不是中趾，必传写之误。”

❻ 洒洒：《脉经》卷六第六、《千金要方》卷十六第一作“悽悽然”。

❼ 伸：原作“呻”，据《脉经》卷六第六、《甲乙经》卷二第一上、《太素》卷八《经脉连环》改。

声则惕然而惊，心欲动[1]，独闭户塞牖而处，甚[2]则欲上[3]高而歌，弃衣而走，贲响腹胀，是为骭厥。是主血[4]所生病者，狂疟[5]，温淫，汗出，鼽衄，口㖞唇胗[6]，颈肿喉痹，大腹水肿，膝膑肿[7]痛，循膺、乳、气街、股、伏兔、骭外廉、足跗上皆痛，中指不用。气盛则身以前皆热，其有余于胃，则消谷善饥，溺色黄。气不足则身以前皆寒栗，胃中寒则胀满。为此诸病，盛则泻之，虚则补之，热则疾之，寒则留之，陷下则灸之，不盛不虚以经取之。盛者人迎大三倍于寸口，虚者人迎反小于寸口也。

脾足太阴之脉，起于大指之端，循指内侧白肉际，过核骨[8]后，上内踝前廉，上踹内，循胫骨后，交出厥阴之前，上[9]膝股内前廉，入腹，属脾络胃，上膈，挟咽，连舌本，散舌下；其支者，复从胃别上膈，注心中。是动则病舌本[10]强，食则呕，胃脘痛，腹胀善噫，得后与气则快

---

❶ 欲动:《脉经》卷六第六、《千金要方》卷十六第一作“心动”，“欲”字属下读。
❷ 甚:《素问·脉解》作“病至”。
❸ 上:《素问·阳明脉解》作“登”。
❹ 血:《脉经》卷六第六原校注:“血，一作胃。”
❺ 疟:《甲乙经》卷二第一上作“瘈”。义胜。
❻ 胗:《脉经》卷六第六、《甲乙经》卷二第一上、《千金要方》卷十六第一作“紧”。可参。
❼ 肿:《脉经》卷六第六无“肿”字。
❽ 核骨:《太素》卷八《经脉连环》作“覈”。覈，通“核”。核骨，又名覈骨，俗称为孤拐也。指第一跖趾关节内侧圆形突起。
❾ 上:《太素》卷八《经脉连环》、《脉经》卷六第五、《甲乙经》卷二第一上“上”后有“循”字。
❿ 本:《太素》卷八《经脉连环》无“本”字。

然如衰，身体皆重。是主脾所生病者，舌本痛，体不能动摇，食不下，烦心，心下急痛，溏瘕泄，水闭，黄疸，不能卧，强立股膝内肿[1]厥，足大指不用。为此诸病，盛则泻之，虚则补之，热则疾之，寒则留之，陷下则灸之，不盛不虚以经取之。盛者寸口大三倍于人迎，虚者寸口反小于人迎。

心手少阴之脉，起于心中，出属心系，下膈，络小肠[2]；其支者，从心系上挟咽，系目系；其直者，复从心系却上肺，下[3]出腋下，下循臑内后廉，行太阴、心主之后，下肘内[4]，循臂内后廉，抵掌后锐[5]骨之端，入掌内后廉，循小指之内出其端。是动则病嗌干心痛，渴而欲饮，是为臂厥。是主心所生病者，目黄胁痛，臑臂内后廉痛厥，掌中热痛。为此诸病，盛则泻之，虚则补之，热则疾之，寒则留之，陷下则灸之，不盛不虚以经取之。盛者寸口大再倍于人迎，虚者寸口反小于人迎也。

小肠手太阳之脉，起于小指之端，循手外侧上腕，出

---

❶ 肿:《脉经》卷六第五作“痛”。
❷ 肠:《素问·诊要经终论》王冰注作“腹”。
❸ 下:《甲乙经》卷二第一上《太素》卷八《经脉》作“上”。义胜。
❹ 下肘内:《甲乙经》卷二第一上作“下肘中内廉”。《千金要方》卷十三第一“内”下有“廉”字。
❺ 锐:《太素》卷八《经脉》、《甲乙经》卷二第一上、《千金要方》卷十三第一作“兑”。

踝中，直上循臂❶骨下廉，出肘内侧两筋❷之间，上循臑外后廉，出肩解，绕肩胛，交肩上，入缺盆，络心，循咽，下膈，抵胃，属小肠；其支者，从缺盆循颈上颊，至目锐眦，却入耳中；其支者，别颊上𩨗抵鼻，至目内眦，斜络于颧。是动则病嗌痛颔肿，不可以顾，肩似拔，臑似折。是主液所生病者，耳聋目黄，颊肿，颈、颔、肩、臑、肘、臂外后廉痛。为此诸病，盛则泻之，虚则补之，热则疾之，寒则留之，陷下则灸之，不盛不虚以经取之。盛者人迎大再倍于寸口，虚者人迎反小于寸口也。

膀胱足太阳之脉，起于目内眦，上额交巅；其支者，从巅至耳上循❸；其直者，从巅入络脑，还出❹别下项，循肩髆内，挟脊抵腰中，入循膂，络肾属膀胱；其支者，从腰中下挟脊，贯臀入腘中；其支者，从髆内左右❺别下贯胛，挟脊内，过髀枢，循髀外，从后廉❻下合❼腘中，以下贯踹内❽，出外踝之后，循京骨，至小指外侧。是动则

❶ 臂:《太素》卷八《经脉》“臂”下有“下”字。
❷ 筋:《脉经》卷六第四、《甲乙经》卷二第一上、《太素》卷八《经脉连环》作“骨”。
❸ 循:《脉经》卷六第十、《甲乙经》卷二第一上作“角”。义胜。
❹ 还出:《素问·刺腰痛》王冰注无“还出”二字。
❺ 左右:《素问·刺腰痛》王冰注无“左右”二字。
❻ 从后廉：从,《脉经》卷六第十、《甲乙经》卷二第一上、《太素》卷八《经脉连环》无“从”字,“后廉”属上读。
❼ 下合:《脉经》卷六第十作“过”。
❽ 踹内:《太素》卷八《经脉连环》“踹”作“腨”，下无“内”字。

病冲头痛，目似脱，项如拔，脊痛[1]，腰似折，髀不可以曲，腘如结，踹如裂，是为踝厥。是主筋所生病者，痔，疟，狂癫疾，头囟项痛，目黄泪出，鼽衄，项、背、腰、尻、腘、踹、脚皆痛，小指不用。为此诸病，盛则泻之，虚则补之，热则疾之，寒则留之，陷下则灸之，不盛不虚以经取之。盛者人迎大再倍于寸口，虚者人迎反小于寸口也。

肾足少阴之脉，起于小指之下，邪[2]走足心，出于然谷[3]之下，循内踝之后，别入跟中，以上踹内，出腘内廉，上股内后廉，贯脊属肾，络膀胱；其直者，从肾上贯肝膈，入肺中，循喉咙，挟[4]舌本；其支者，从肺出络心，注胸中。是动则病饥不欲食，面如漆柴，咳唾则有血，喝喝[5]而喘，坐而欲起，目䀮䀮如无所见，心如悬若饥状，气不足则善恐，心惕惕如人将捕之，是为骨[6]厥。是主肾所生病者，口热舌干，咽肿上气，嗌干及痛，烦心心痛，黄疸，肠澼，脊股内后廉痛，痿厥嗜卧，足下热而

---

❶ 脊痛:《甲乙经》卷二第一上“脊”下无“痛”字。“脊”字属下读。
❷ 邪：通“斜。”《诗经·小雅·采菽》:“赤芾在股，邪幅在下。”
❸ 然谷:《素问》中《阴阳离合论》《刺热》《痹论》王冰注、《太素》卷八《经脉连环》并作“然骨”。然谷为穴名，然骨为骨名。杨上善:“然骨在内踝下，近前起骨。”作“然骨”为是。
❹ 挟:《素问·刺禁论》王冰注作“系”。
❺ 喝喝:《脉经》卷六第九、《千金要方》卷十九第一作“喉鸣”。喝喝，喘息中的呼呵声。
❻ 骨:《脉经》卷六第九作“肾”。

痛。为此诸病，盛则泻之，虚则补之，热则疾之，寒则留之，陷下则灸之，不盛不虚以经取之。灸则强食生肉，缓带披发，大杖重履而步。盛者寸口大再倍于人迎，虚者寸口反小于人迎也。

心主手厥阴心包络❶之脉，起于胸中，出属心包络，下膈，历络三焦；其支者，循胸出胁，下腋三寸，上抵腋下，循臑内，行太阴少阴之间，入肘中，下❷臂，行两筋之间，入掌中❸，循中指出其端；其支者，别掌中，循小指次指出其端。是动则病手心热，臂肘挛急，腋肿，甚则胸胁支满，心中憺憺❹大动，面赤目黄，喜笑不休❺。是❻主脉所生病者，烦心心痛，掌中热。为此诸病，盛则泻之，虚则补之，热则疾之，寒则留之，陷下则灸之，不盛不虚以经取之。盛者寸口大一倍于人迎，虚者寸口反小于人迎也。

三焦手少阳之脉，起于小指次指之端，上出两指之间，循手表腕❼，出臂外两骨之间，上贯肘，循臑外上肩，

❶ 心包络:《甲乙经》卷二第一上无“心包络”三字；络，《太素》卷八首篇无。
❷ 下:《甲乙经》卷二第一上、《素问·脏气法时论》作“循”。义胜。
❸ 入掌中:《甲乙经》卷二第一上无“入掌中”三字。
❹ 心中憺憺:《太素》卷八《经脉连环》“心”下无“中”字，“憺憺”作“澹澹”。憺憺，忧伤不安貌；畏惧貌。澹澹，水摇貌。作“憺憺”似是。
❺ 喜笑不休:《太素》卷八《经脉连环》无此四字。
❻ 是:《太素》卷八《经脉连环》“是”下有“心”字。
❼ 腕:《素问》卷八《缪刺论》王冰注、《太素》卷八《经脉连环》无“腕”字。

而交出足少阳之后，入缺盆，布[1]膻中，散落[2]心包，下膈，循属三焦；其支者，从膻中上出缺盆，上项，系[3]耳后，直上出耳上角，以屈下颊至䪼；其支者，从耳后入耳中，出走耳前，过客主人前，交颊，至目锐眦。是动则病耳聋浑浑焞焞[4]，嗌肿喉痹。是主气所生病者，汗出，目锐眦痛，颊痛[5]，耳后、肩、臑、肘、臂外皆痛，小指次指不用。为此诸病，盛则泻之，虚则补之，热则疾之，寒则留之，陷下则灸之，不盛不虚以经取之。盛者人迎大一倍于寸口，虚者人迎反小于寸口也。

胆足少阳之脉，起于目锐眦，上抵头角，下耳后，循颈，行手少阳之[6]前，至肩上，却交出[7]手少阳之后，入缺盆；其支者，从耳后入耳中，出走耳前，至目锐眦后；其支者，别锐眦，下大迎，合于手少阳，抵[8]于䪼，下加颊车，下颈，合[9]缺盆以下胸中，贯膈，络肝属胆，循胁里，出气街，绕毛际，横入髀厌中；其直者，从缺盆

❶ 布:《脉经》卷六第十一、《千金要方》卷二十第四作“交”。
❷ 落:《脉经》卷六第十一、《甲乙经》卷二第一上、《太素》卷八《经脉连环》作“络”。落，通“络”。《庄子·秋水》:“落马首，穿牛鼻，是谓人。”
❸ 系:《脉经》卷六第十一、《甲乙经》卷二第一上作“侠”。义胜。
❹ 浑浑焞焞:《脉经》卷六第十一、《病源》卷二十九《耳聋候》“浑浑”作“辉辉”。《太素》卷八《经脉连环》“焞焞”作“淳淳”。杨上善注:“浑浑淳淳，耳聋声也。”
❺ 痛:《脉经》卷六第十一、《千金要方》卷二十第四作“肿”。
❻ 之:《脉经》卷六第二“之”下有“脉”字。
❼ 出:《脉经》卷六第二无“出”字。
❽ 抵:《太素》卷八《经脉连环》、《脉经》卷六第二无“抵”字。
❾ 合:《素问·咳论》王冰注作“从”。

下腋，循胸过季胁，下合髀厌中，以下循髀阳，出❶膝外廉，下外辅骨之前，直下抵绝骨之端。下出❷外踝之前，循足跗上，入小指次指之间；其支者，别跗上，入大指之间，循大指歧骨内出其端，还贯爪甲，出三毛。是动则病口苦，善太息，心胁痛不能转侧，甚则面微有尘，体无膏泽，足外反热，是为阳厥。是主骨所生病者，头痛❸颔痛，目锐眦痛，缺盆中肿痛，腋下肿，马刀侠瘿，汗出振寒，疟，胸、胁、肋、髀、膝外至胫、绝骨、外髁前及诸节皆痛，小指次指不用。为此诸病，盛则泻之，虚则补之，热则疾之，寒则留之，陷下则灸之，不盛不虚以经取之。盛者人迎大一倍于寸口，虚者人迎反小于寸口也。

肝足厥阴之脉，起于大指丛毛之际，上循足跗上廉，去内踝一寸，上踝八寸，交出太阴之后，上腘内廉，循股阴❹，入毛中，过❺阴器，抵小腹，挟胃，属肝络胆，上贯膈，布胁肋，循喉咙之后，上入颃颡，连目系，上出额，与督脉会于巅；其支者，从目系下颊里，环唇内；其支者，复从肝别贯膈，上注肺。是动则病腰痛不可以俯仰，

❶ 出:《太素》卷二十六《经脉厥》杨上善注作“下”。
❷ 下出:《太素》卷二十六《经脉厥》杨上善注作“上”。
❸ 痛:《太素》卷八《经脉连环》作“角”。
❹ 股阴:《太素》卷八《经脉连环》作“阴股”。杨上善注:“髀内近阴之股名曰阴股。”作“阴股”为是，当乙正。
❺ 过:《脉经》卷六第一、《甲乙经》卷二第一上、《太素》卷八《经脉连环》作“环”。义胜。

丈夫㿗疝，妇人少腹肿，甚则嗌干，面尘脱色。是[1]肝所生病者，胸满，呕逆，飧泄，狐疝，遗溺，闭癃。为此诸病，盛则泻之，虚则补之，热则疾之，寒则留之，陷下则灸之，不盛不虚以经取之。盛者寸口大一倍于人迎，虚者寸口反小于人迎也。

手太阴气绝则皮毛焦。太阴者，行气温于皮毛者也，故气不荣则皮毛焦，皮毛焦则津液去皮节[2]，津液去皮节者，则爪[3]枯毛折，毛折者则毛[4]先死。丙笃丁死，火胜金也。

手少阴气绝则脉不通，脉不通则血不流，血不流则髦[5]色不泽，故其面黑如漆柴者，血先死。壬笃癸死，水胜火也。

足太阴气绝者则脉不荣肌肉[6]。唇舌者，肌肉之本也，脉不荣则肌肉软，肌肉软则舌萎[7]人中满，人中满则唇反，唇反者肉先死。甲笃乙死，木胜土也。

❶ 是:《脉经》卷六第一、《甲乙经》卷二第一上、《太素》卷八《经脉连环》"是"后有"主"字。义胜。

❷ 皮节:《难经·二十四难》、《脉经》卷三第四、《甲乙经》卷二第一上、《千金要方》卷十七第一并无"皮节"二字。为是。

❸ 爪:《难经·二十四难》作"皮"，与上文合。义胜。

❹ 毛:《难经·二十四难》、《脉经》卷三第四、《甲乙经》卷二第一上、《千金要方》卷十七第一并作"气"。为是。

❺ 髦(máo 毛):《脉经》卷三第四、《甲乙经》卷二第一上并作"发"。义胜。

❻ 肌肉:《难经·二十四难》、《脉经》卷三第三、《甲乙经》卷二第一上作"其口唇"。

❼ 舌萎:《脉经》卷三第三、《甲乙经》卷二第一上无"舌萎"二字。

足少阴气绝则骨枯。少阴者冬脉也，伏行而濡骨髓者也，故骨不濡则肉不能著也，骨肉不相亲则肉软却，肉软却故齿长而垢，发无泽，发无泽者骨先死。戊笃己死，土胜水也。

足厥阴气绝则筋绝。厥阴者肝脉也，肝者筋之合也，筋者聚于阴气❶，而脉络于舌本也，故脉弗荣则筋急，筋急则引舌与卵，故唇青舌卷卵缩，则筋先死。庚笃辛死，金胜木也。

五阴气俱绝则目系转，转则目运，目运者为志先死，志先死则远一日半死矣。

六阳气俱绝则阴与阳相离，离则腠理发❷泄，绝汗乃出，故旦占夕死，夕占旦死。

经脉十二者，伏行分肉之间，深而不见；其常见者，足太阴过于内❸踝之上，无所隐故也。诸脉之浮而常见者，皆络脉也。六经络手阳明少阳之大络，起于五指间，上合肘中。饮酒者，卫气先行皮肤，先充络脉，络脉先盛，故卫气已平，营气乃满，而经脉大盛。脉之卒然动者，皆邪气居之，留于本末；不动则热，不坚则陷且空，

❶ 气:《难经·二十四难》、《脉经》卷三第一、《甲乙经》卷二第一上作“器”。

❷ 发:《难经·二十四难》无“发”字。

❸ 内:《太素》卷九《经络别异》作“外”。为是。

不与众同，是以知其何脉之动[1]也。

雷公曰：何以知经脉之与络脉异也？黄帝曰：经脉者常不可见也，其虚实也以气口知之，脉之见者皆络脉也。

雷公曰：细子无以明其然也。黄帝曰：诸络脉皆不能经大节之间，必行绝道而出入，复合于皮中，其会皆见于外，故诸刺络脉者，必刺其结上，甚血者虽无[2]结，急取之以泻其邪而出其血，留之发为痹也。

凡诊络脉，脉色青则寒且痛，赤则有热。胃中寒，手鱼之络多青矣；胃中有热，鱼际络赤；其暴[3]黑者，留久痹也；其有赤有黑有青者，寒热气也；其青短者，少气也。凡刺寒热者皆多血络，必间日而一取之，血尽而止，乃调其虚实。其小而短者少气，甚者泻之则闷，闷甚则仆不得[4]言，闷则急坐之也。

手太阴之别，名曰列缺，起于腕上分间，并太阴之经直入掌中，散入于鱼际。其病实则手锐掌热，虚则欠故[5]，小便遗数，取之去腕半寸，别走阳明也。

手少阴之别，名曰通里，去腕一寸半，别而上行，循

---

❶ 动:《太素》卷九《经络别异》作“病”。义胜。
❷ 无:《甲乙经》卷二第一下“无”下有“血”字。
❸ 暴:《太素》卷九《经络别异》作“鱼”。义胜。
❹ 得:《太素》卷九《经络别异》、《甲乙经》卷二第一下作“能”。
❺ 欠故（qù 去）:《通俗文》:“张口运气谓之欠故。”俗称打呵欠。故,《脉经》卷六第七作“咳”。

经入于心[1]中，系舌本，属目系。其实则支膈，虚则不能言，取之掌[2]后一寸，别走太阳也。

手心主之别，名曰内关，去腕二寸，出于两筋之间，循经以上系于心包，络心系。实则心痛，虚则为头强[3]，取之两筋间也。

手太阳之别，名曰支正，上腕五寸，内注少阴；其别者，上走肘，络肩髃。实则节弛肘废，虚则生肬，小者如指痂疥，取之所别也。

手阳明之别，名曰偏历，去腕三寸，别入太阴；其别者，上循臂，乘[4]肩髃，上曲颊偏齿；其别者，入耳合于宗脉。实则龋、聋，虚则齿寒、痹隔，取之所别也。

手少阳之别，名曰外关，去腕二寸，外绕臂，注胸中，合心主。病实则肘挛，虚则不收，取之所别也。

足太阳之别，名曰飞阳，去踝七寸，别走少阴。实则鼽窒，头背痛，虚则鼽衄，取之所别也。

足少阳之别，名曰光明，去踝五[5]寸，别走厥阴，下络足跗。实则厥，虚则痿躄，坐不能起，取之所别也。

---

❶ 心:《千金要方》卷十三第一作“咽”。
❷ 掌:《甲乙经》卷二第一下、《太素》卷九《十五络脉》作“腕”。为是。
❸ 头强《脉经》卷六第三、《甲乙经》卷二第一、《千金要方》卷十三第一作“烦心”。义胜。
❹ 乘:《太素》卷二十三《量缪刺》作“垂”。
❺ 五:《甲乙经》卷二第一下“五”下有“上”字。《千金要方》卷十一第一作“半”。

足阳明之别，名曰丰隆，去踝八寸，别走太阴；其别者，循胫骨外廉，上络头项，合诸经之气，下络喉嗌。其病气逆则喉痹卒喑，实则狂癫，虚则足不收，胫枯，取之所别也。

足太阴之别，名曰公孙，去本节之后一寸，别走阳明；其别者，入络肠胃。厥气上逆则霍乱，实则肠❶中切痛，虚则鼓胀，取之所别也。

足少阴之别，名曰大钟，当踝后绕跟，别走太阳；其别者，并经上走于心包，下外❷贯腰脊。其病气逆则烦闷，实则闭癃，虚则腰痛，取之所别者也。

足厥阴之别，名曰蠡沟，去内踝上❸五寸，别走少阳；其别者，径胫❹上睾，结于茎。其病气逆则睾肿卒疝，实则挺长，虚则暴痒，取之所别也。

任脉❺之别，名曰尾翳，下鸠尾，散于腹。实则腹皮痛，虚则痒搔，取之所别也。

督脉之别，名曰长强，挟膂❻上项，散头上，下当肩

---

❶ 肠:《脉经》卷六第五、《太素》卷九《十五络脉》作“腹”。为是。
❷ 外:《脉经》卷六第五、《太素》卷九《十五络脉》无“外”字。
❸ 上: 原脱，据《素问·缪刺论》王冰注、《脉经》卷六第一、《甲乙经》卷二第一下、《千金要方》卷十一第一补。
❹ 径胫:《太素》卷九《十五络脉》、《脉经》卷六第一、《甲乙经》卷二第一下作“循经”。径，过也。《水经注》:“河水南径北屈县故城西。”
❺ 脉:《太素》卷九《十五络脉》作“冲”。杨上善:“任冲二经，此中合有一络者，以其营处是同，故合之也。”
❻ 膂:《甲乙经》卷二第一下、《太素》卷九《十五络脉》作“脊”。

胛左右，别走太阳，入贯膂。实则脊强，虚则头重，高摇之，挟脊之有过者，取之所别也。

脾之大络，名曰大包，出渊腋下三寸，布胸胁。实则身尽痛，虚则百节皆纵，此脉若罗络之血者，皆取之脾之大络脉也。

凡此十五络者，实则必见，虚则必下，视之不见，求之上下，人经不同，络脉异所别也。

经别第十一

黄帝问于岐伯曰：余闻人之合于天道也，内有五脏，以应五音、五色、五时、五味、五位也；外有六腑，以应六律。六律建，阴阳诸经而合之十二月、十二辰、十二节、十二经水、十二时、十二经脉者，此五脏六腑之所以应天道。夫十二经脉者，人之所以生，病之所以成；人之所以治，病之所以起；学之所始，工之所止也；粗之所易，工[1]之所难也。请问其离合出入奈何？岐伯稽首再拜曰：明乎哉问也！此粗之所过，工之所息[2]也，请卒言之。

足太阳之正，别入于腘中，其一道下尻五寸，别入于肛，属于膀胱，散之肾，循膂当心入散；直者，从膂上出

❶ 工：原作“上”，据《太素》卷九《经脉正别》改。后文“工”字同。
❷ 息:《甲乙经》卷二第一作“悉”。

于项，复属于太阳，此为一经也。足少阴之正，至腘中，别走太阳而合，上至肾，当十四椎，出属带脉；直者，系舌本，复出于项，合于太阳，此为一合。成以诸阴之别，皆为正也。

足少阳之正，绕髀入毛际，合于厥阴；别者，入季胁之间，循胸里，属胆，散之上肝❶，贯心，以上挟咽，出颐颔中，散于面，系目系，合少阳于外眦也。足厥阴之正，别跗上，上至毛际，合于少阳，与别俱行，此为二合也。

足阳明之正，上至髀，入于腹里，属胃，散之脾，上通于心，上循咽，出于口，上頞䪼，还系目系，合于阳明也。足太阴之正，上至髀，合于阳明，与别俱行，上结于咽，贯舌中❷，此为三合也。

手太阳之正，指地，别于肩解，入腋走心，系小肠也。手少阴之正，别入于渊腋两筋之间，属于心，上走喉咙，出于面，合目内眦，此为四合也。

手少阳之正，指天，别于巅，入缺盆，下走三焦，散于胸中也。手心主之正，别下渊腋三寸，入胸中，别属

---

❶ 上肝：上，丹波元简曰："上字衍。"上肝，《甲乙经》卷二第一作"肝上"。

❷ 中：《甲乙经》卷二第一下、《太素》卷九《经脉正别》作"本"。

三焦，出[1]循喉咙，出耳后，合少阳完骨之下，此为五合也。

手阳明之正，从手循膺乳，别于肩髃，入柱骨下，走大肠，属于肺，上循喉咙，出缺盆，合于阳明也。手太阴之正，别入渊腋少阴之前，入走肺，散之大肠[2]，上出缺盆，循喉咙，复合阳明，此为[3]六合也。

经水第十二

黄帝问于岐伯曰：经脉十二者，外合于十二经水，而内属于五脏六腑。夫十二经水者，其有大小、深浅、广狭、远近各不同[4]，五脏六腑之高下、小大、受谷之多少亦不等，相应奈何？夫经水者，受水而行之；五脏者，合神气魂魄而藏之；六腑者，受谷而行之，受气而扬之；经脉者，受血而营之。合而以治奈何？刺之深浅，灸之壮数，可得闻乎？

岐伯答曰：善哉问也！天至高不可度，地至广不可量，此之谓也。且夫人生于天地之间，六合之内，此天之高、地之广也，非人力之所能度量而至也。若夫八尺之

---

❶ 出：《太素》卷九《经脉正别》、《素问·缪刺论》新校正引《甲乙经》作“上”。
❷ 大肠：原作“太阳”，据《太素》卷九《经脉正别》改。
❸ 为：原脱，《太素》卷九《经脉正别》、《甲乙经》卷二第一下补。
❹ 同：原作“固”，据元刻本改。

士，皮肉在此[1]，外可度量切循而得之，其死可解剖而视之，其脏之坚脆，腑之大小，谷之多少，脉之长短，血之清浊，气之多少，十二经之多血少气，与其少血多气，与其皆多血气，与其皆少血气，皆有大[2]数。其治以针艾，各调其经气，固其常有合乎？

黄帝曰：余闻之，快于耳，不解于心，愿卒闻之。岐伯答曰：此人之所以参天地而应阴阳也，不可不察。足太阳外合于[3]清水，内属于膀胱，而通水道焉。足少阳外合于渭水，内属于胆。足阳明外合于海水，内属于胃。足太阴外合于湖水，内属于脾。足少阴外合于汝水，内属于肾。足厥阴外合于渑水，内属于肝。手太阳外合于淮水，内属于小肠，而水道出焉。手少阳外合于漯水，内属于三焦。手阳明外合于江水，内属于大肠。手太阴外合于河水，内属于肺。手少阴外合于济水，内属于心。手心主外合于漳水，内属于心包。凡此五脏六腑十二经水者，外有源泉而内有所禀，此皆内外相贯，如环无端，人经亦然。故天为阳，地为阴，腰以上为天，腰以下为地。故海以北者为阴，湖以北者为阴中之阴，漳以南者为阳，河以北至漳者为阳中之阴，漯以南至江者为阳中之太阳，此一隅[4]

---

❶ 在此：杨上善认为“在此”二字似应作“色脉”（《太素》卷五《十二水》）。
❷ 大：《甲乙经》卷一第七作“定”。义胜。
❸ 于：原脱，据文例补。
❹ 隅：《太素》卷五《十二水》、《甲乙经》卷一第七作“州”。

之阴阳也，所以人与天地相参也。

黄帝曰：夫经水之应经脉也，其远近浅深，水血之多少各不同，合而以刺之奈何？岐伯答曰：足阳明，五脏六腑之海也，其脉大血多，气盛热壮，刺此者，不深弗散，不留不泻也。足阳明刺深六分，留十呼。足太阳深五分，留七呼。足少阳深四分，留五呼。足太阴深三分，留四呼。足少阴深二分，留三呼。足厥阴深一分，留二呼。手之阴阳，其受气之道近，其气之来疾，其刺深者皆无过二分，其留皆无过一呼。其少长大小肥瘦，以心撩之[1]，命曰法天之常。灸之亦然。灸而过此者，得恶火，则骨枯脉涩；刺而过此者，则脱气。

黄帝曰：夫经脉之小大，血之多少，肤之厚薄，肉之坚脆，及䐃[2]之大小，可为度量[3]乎？岐伯答曰：其可为度量者，取其中度也，不甚脱肉而血气不衰也。若失度之人，痟[4]瘦而形肉脱者，恶可以度量刺乎！审切循扪按，视其寒温盛衰而调之，是谓因适而为之真也。

---

❶ 以心撩之：史崧《音释》："一本作以意料之。"撩，《甲乙经》卷一第七作"料"。撩，《说文解字·手部》："理也。"料，料理，管理。撩、料义同。

❷ 䐃（jùn 俊）：原作"䐃"，据《太素》卷五《十二水》、《甲乙经》卷一第七改。䐃，肌肉凸起处。

❸ 度量：原作"量度"，据《甲乙经》卷一第七、《太素》卷五《十二水》乙正。

❹ 痟（xiāo 消）：《太素》卷五《十二水》作"瘠"。痟，通"消"。《后汉·李通传》："素有消疾。"

卷之四

经筋第十三

足太阳之筋，起于足小指，上结于踝，邪[1]上结于膝，其下循足外踝[2]，结于踵，上循跟，结于腘；其别者，结于踹[3]外，上腘中内廉，与腘中并，上结于臀，上挟脊，上项；其支者，别入结于舌本；其直者，结于枕骨，上头下颜，结于鼻；其支者，为目上网[4]，下结于頄；其支者，从腋后外廉，结于肩髃；其支者，入腋下，上出缺盆，上结于完骨；其支者，出缺盆，邪上出[5]于頄。其病小指

---

❶ 邪:《甲乙经》卷二第六作“斜”。邪，通“斜”。
❷ 踝:《甲乙经》卷二第六、《太素》卷十三《经筋》作“侧”。
❸ 踹:《玉篇·足部》:“踹，足跟也。”《太素》卷十三《经筋》、《甲乙经》卷二第六作“腨”。
❹ 网:《太素》卷十三《经筋》、《甲乙经》卷二第六作“纲”。网，同“纲”。《正字通·网部》:“网，纲本字。”
❺ 出:《甲乙经》卷二第六作“入”，似是。

支[1]跟肿[2]痛，腘挛，脊反折，项筋急，肩不举，腋支缺盆中纽痛，不可左右摇。治在燔针劫刺，以知为数，以痛为输，名曰仲春痹也。

足少阳之筋，起于小指次指，上结外踝，上循胫外廉，结于膝外廉；其支者，别起外辅骨，上走髀，前者结于伏兔之上，后者结于尻；其直者，上乘䏘季胁，上走腋前廉，系于膺乳，结于缺盆；直者，上出腋，贯缺盆，出太阳之前，循耳后，上额角，交巅上，下走颔，上结于頄；支者，结于目[3]眦，为外维。其病小指次指支转筋，引膝外转筋，膝不可屈伸，腘筋急，前引髀，后引尻，即上乘䏘季胁痛，上引缺盆膺乳，颈维筋急，从左之右，右目不开，上过右角，并跻脉而行，左络于右，故伤左角，右足不用，命曰维筋相交。治在燔针劫刺，以知为数，以痛为输，名曰孟春痹也。

足阳明之筋，起于中三指，结于跗上，邪外上加于辅骨，上结于膝外廉，直上结于髀枢，上循胁，属脊；其直者，上循骭，结于膝；其支者，结于外辅骨，合少阳；其直者，上循伏兔，上结于髀，聚于阴器，上腹而布，至缺盆而结，上颈，上挟口，合于頄，下结于鼻，上合于太

[1] 支:《圣济总录》卷一百九十一作“及”。可参。
[2] 肿:《太素》卷十三《经筋》、《甲乙经》卷二第六作“踵”。
[3] 目:《太素》卷十三《经筋》、《甲乙经》卷二第六“目”下有“外”字。

阳，太阳为目上网，阳明为目下网；其支者，从颊结于耳前。其病足中指支胫转筋，脚跳坚，伏兔转筋，髀前肿，㿉疝，腹筋急，引缺盆及颊，卒口僻，急者目不合，热则筋纵，目不开。颊筋有寒，则急引颊移口；有热，则筋弛纵缓不胜收，故僻。治之以马膏膏其急者；以白酒和桂以涂其缓者，以桑钩钩之，即以生桑灰[1]置之坎中，高下以坐等，以膏熨急颊，且饮美酒，啖美炙肉[2]，不饮酒者自强也，为之三拊而已。治在燔针劫刺，以知为数，以痛为输，名曰季春痹也。

足太阴之筋，起于大指之端内侧，上结于内踝；其直者，结[3]于膝内辅骨，上循阴股，结于髀，聚于阴器，上腹，结于脐，循腹里，结于肋，散于胸中；其内者，著于脊。其病足大指支内踝痛，转筋痛，膝内辅骨痛，阴股引髀而痛，阴器纽痛，上[4]引脐，两胁痛引膺中，脊内痛。治在燔针劫刺，以知为数，以痛为输，命曰孟[5]秋痹也。

足少阴之筋，起于小指之下[6]，并足太阴之筋，邪走内踝之下，结于踵，与太阳之筋合，而上结于内辅之下，并太阴之筋而上循阴股，结于阴器，循脊内，挟膂上至项，

---

❶ 灰:《太素》卷十三《经筋》作“炭”。
❷ 肉:《太素》卷十三《经筋》无“肉”字。
❸ 结: 原作“络”，据《太素》卷十三《经筋》改，以与文例合。
❹ 上: 原作“下”，据《甲乙经》卷二第六、《太素》卷十三《经筋》改。
❺ 孟:《太素》卷十三《经筋》作“仲”。
❻ 下:《甲乙经》卷二第六“下”后有“入足心”三字。

结于枕骨，与足太阳之筋合。其病足下转筋，及所过而结者皆痛及转筋。病在此者，主痫瘛及痓，在外者不能俯，在内者不能仰。故阳病者腰反折不能俯，阴病者不能仰。治在燔针劫刺，以知为数，以痛为输，在内者熨引饮药。此筋折纽，纽发数甚者，死不治。名曰仲❶秋痹也。

足厥阴之筋，起于大指之上，上❷结于内踝之前，上循胫，上结内辅之下，上循阴股，结于阴器，络诸筋。其病足大指支内踝之前痛，内辅痛，阴股痛转筋，阴器不用，伤于内则不起，伤于寒则阴缩入，伤于热则纵挺不收。治在行水清阴气。其病转筋者，治在燔针劫刺，以知为数，以痛为输，命曰季秋痹也。

手太阳之筋，起于小指之上，结于腕，上循臂内廉，结于肘内锐骨之后，弹之应小指之上，入结于腋下；其支者，后❸走腋后廉，上绕肩胛，循颈❹出走❺太阳之筋❻前，结于耳后完骨；其支者，入耳中；直者，出耳上，下结于颔，上属目外眦。其病小指支肘内锐骨后廉痛，循臂阴入腋下，腋下痛，腋后廉痛，绕肩胛，引颈而痛，应耳

---

❶ 仲:《太素》卷十三《经筋》作“孟”。
❷ 上:《甲乙经》卷二第六无“上”字。
❸ 后:《圣济总录》卷九作“别”。义胜。
❹ 颈：原作“胫”，据《甲乙经》卷二第六、《太素》卷十三《经筋》改。
❺ 走:《太素》卷十三《经筋》、《甲乙经》卷二第六、《千金要方》卷十三第一作“足”
❻ 筋：原脱，据《甲乙经》卷二第六、《太素》卷十三《经筋》补。

中鸣，痛引颔，目瞑，良久乃得视，颈筋急，则为筋瘘颈肿。寒热在颈者，治在燔针劫刺之，以知为数，以痛为输，其为肿者，复[1]而锐之。本[2]支者，上曲牙，循耳前，属目外眦，上颔，结于角。其痛当所过者支转筋。治在燔针劫刺，以知为数，以痛为输，名曰仲夏痹也。

手少阳之筋，起于小指次指之端，结于腕，上[3]循臂，结于肘，上绕臑外廉，上肩走颈，合手太阳；其支者，当曲颊入系舌本；其支者，上曲牙，循耳前，属目外眦，上乘颔，结于角。其病当所过者即[4]支转筋，舌卷。治在燔针劫刺，以知为数，以痛为输，名曰季夏痹也。

手阳明之筋，起于大指次指之端，结于腕，上循臂，上结于肘外[5]，上臑，结于髃；其支者，绕肩胛，挟脊；直者，从肩髃上颈；其支者，上颊结于頄；直者，上出手太阳之前，上左角，络头，下右颔。其病当所过者支痛及转筋，肩不举，颈不可左右视。治在燔针劫刺，以知为数，以痛为输，名曰孟夏痹也。

手太阴之筋，起于大指之上，循指上行，结于鱼后，行寸口外侧，上循臂，结肘中，上臑内廉，入腋下，出

[1] 复：《太素》卷十三《经筋》作“伤”。
[2] 本：《太素》卷十三《经筋》作“其”。
[3] 上：原作“中”，据《甲乙经》卷二第六、《太素》卷十三《经筋》改。
[4] 即：《太素》卷十三《经筋》无“即”字。
[5] 外：《甲乙经》卷二第六无“外”字，外后有“绕”字，属下读。

缺盆，结肩前髃，上结缺盆，下结胸里，散贯贲，合贲下[1]，抵季胁。其病当所过者支转筋痛，甚成息贲，胁急吐血。治在燔针劫刺，以知为数，以痛为输，名曰仲冬痹也。

手心主之筋，起于中指，与太阴之筋并行，结于肘内廉，上臂阴，结腋下，下散前后挟胁；其支者，入腋，散胸中，结于臂[2]。其病当所过者支转筋[3]，前[4]及胸痛息贲。治在燔针劫刺，以知为数，以痛为输，名曰孟冬痹也。

手少阴之筋，起于小指之内侧，结于锐骨，上结肘内廉，上入腋，交太阴，挟[5]乳里，结于胸中，循贲[6]，下系于脐。其病内急，心承伏梁，下为肘网[7]。其病当所过者支转筋[8]，筋痛。治在燔针劫刺，以知为数，以痛为输。其成伏梁唾血脓者，死不治。

经筋之病，寒则反折[9]筋急，热则筋弛纵不收，阴痿不用。阳急则反折，阴急则俯不伸。焠刺者，刺寒急也，

---

❶ 合贲下:《甲乙经》卷二第六“贲”作“胁”,《千金要方》卷十七第一无“合贲”二字,“下”字属上读。

❷ 臂:《太素》卷十三《经筋》、《圣济总录》卷一百九十一作“贲”。

❸ 筋:《甲乙经》卷二第六“筋”后有“痛”字。似是。

❹ 前:《太素》卷十三《经筋》无“前”字。

❺ 挟:《太素》卷十三《经筋》作“伏”。义胜。

❻ 贲: 原作“臂”,据《太素》卷十三《经筋》、《甲乙经》卷二第六改。

❼ 肘网: 杨上善:“人肘屈伸，以此筋为纲维，故曰肘纲。”网，当作“纲”。

❽ 支转筋:《太素》卷十三《经筋》“支”上有“则”字。《甲乙经》卷二第六无“筋”字,“支转”二字属下读。

❾ 反折:《太素》卷十三《经筋》无“反折”二字。《素问·生气通天论》王冰注同

热则筋纵不收，无用燔针。名曰季冬痹也[1]。

足之阳明，手之太阳，筋急则口目为噼，眦急不能卒视，治皆如右方也。

骨度第十四

黄帝问于伯高曰:《脉度》言经脉之长短，何以立之？伯高曰：先度其骨节之大小、广狭、长短，而脉度定矣。

黄帝曰：愿闻众人之度，人长七尺五寸者，其骨节之大小、长短各几何？伯高曰：头之大骨围二尺六寸，胸围四尺五寸，腰围四尺二寸。发所覆者，颅至项尺二寸；发以下至颐长一尺，君子终[2]折。

结喉以下至缺盆中长四寸，缺盆以下至髑骭长九寸，过则肺大，不满则肺小。髑骭以下至天枢长八寸，过则胃大，不及则胃小。天枢以下至横骨长六寸半，过则回肠广长，不满则狭短。横骨长六寸半，横骨上廉以下至内辅之上廉长一尺八寸，内辅之上廉以下至下廉长三寸半，内辅下廉下至内踝长一尺三寸，内踝以下至地长三寸，膝腘以下至跗属长一尺六寸，跗属以下至地长三寸。故骨围大则

---

❶ 名曰季冬痹也：张介宾认为“盖误次也。今移正于此”，当移置在“唾血脓者死不治”下（《类经》十七卷第六十九）。为是，可从。

❷ 终:《太素》卷十三《骨度》、《圣济总录》卷一百九十一并作“参”。《甲乙经》卷二第七注:“参又作终。”

太过，小则不及。

角以下至柱骨长一尺，行腋中不见者长四寸，腋以下至季胁长一尺二寸，季胁以下至髀枢长六寸，髀枢以下至膝中长一尺九寸，膝以下至外踝长一尺六寸，外踝以下至京骨长三寸，京骨以下至地长一寸。

耳后当完骨者广九寸，耳前当耳门者广一尺三寸，两颧之间相去七寸，两乳之间广九寸半，两髀之间广六寸半。足长一尺二寸，广四寸半。肩至肘长一尺七寸，肘至腕长一尺二寸半，腕至中指本节长四寸，本节至其末长四寸半。项发以下至膂骨[1]长二寸半，膂骨以下至尾骶二十一节长三尺，上节长一寸四分分之一，奇分在下，故上七节至于膂骨九寸八分分之七。

此众人骨之度也，所以立经脉之长短也。是故视其经脉之在于身也，其见浮而坚，其见明而大者，多血；细而沉者，多[2]气也。

五十营第十五

黄帝曰：余愿闻五十营奈何？岐伯答曰：天周[3]

---

❶ 膂骨：原作“背骨”，据《太素》卷十三《骨度》、《圣济总录》卷一九一改，以与文例合。

❷ 多：《太素》卷十三《骨度》作“少”。

❸ 天周：《甲乙经》卷一第九“天周”作“周天”。《素问·八正神明论》王冰注同。

二十八宿，宿三十六分，人气行一周[1]千八分，日行二十八宿[2]。人经脉上下、左右、前后二十八脉，周身十六丈二尺，以应二十八宿。

漏水下百刻，以分昼夜。故人一呼脉再动，气行三寸；一吸脉亦再动，气行三寸；呼吸定息，气行六寸。十息，气行六尺；日行二分；二百七十息，气行十六丈二尺，气行交通于中，一周于身，下水二刻，日行二十五分；五百四十息，气行再周于身，下水四刻，日行四十分；二千七百息，气行十周于身，下水二十刻，日行五宿二十分；一万三千五百息，气行五十营于身，水下百刻，日行二十八宿，漏水皆尽，脉终矣。所谓交通者，并行一数也，故五十营备，得尽天地之寿矣，凡行八百一十丈也。

营气第十六

黄帝曰：营气之道，内谷为宝。谷入于胃，乃[3]传之肺，流溢于中，布散于外，精专者行于经隧，常营无已，终而复始，是谓天地之纪。

故气从太阴出，注手阳明，上行至面[4]，注足阳明，下

---

❶ 周:《素问·八正神明论》王冰注“周”下有“天”字。
❷ 宿:《太素》卷十二《五十周》“宿”作“分”。可参。
❸ 乃:《甲乙经》卷一第十作“气”。《素问·平人气象论》王冰注同。
❹ 至面：此二字原脱，据《太素》卷十二《营卫气别》、《甲乙经》卷一第十补。

行至跗上，注大指间，与太阴合，上行抵脾[1]。从脾注心中，循手少阴出腋下臂，注小指，合手太阳，上行乘腋出䪼内，注目内眦，上巅下项，合足太阳，循脊下尻，下行注小指之端，循足心，注足少阴，上行注肾，从肾注心，外散于胸中，循心主脉出腋下臂，出[2]两筋之间，入掌中，出中指之端，还注小指次指之端，合手少阳，上行注膻中，散于三焦，从三焦注胆，出胁，注足少阳，下行至跗上，复从跗注大指间，合足厥阴，上行至肝，从肝上注肺，上循喉咙，入颃颡之窍，究[3]于畜门。其支别者，上额循巅下项中，循脊入骶，是督脉也；络阴器，上过毛中，入脐中，上循腹里[4]，入缺盆，下注肺中，复出太阴。此营气之所行也，逆顺之常也。

脉度第十七

黄帝曰：愿闻脉度。岐伯答曰：手之六阳，从手至头，长五尺，五六三丈。手之六阴，从手至胸中，三尺五寸，三六一丈八尺，五六三尺，合二丈一尺。足之六阳，从足上至头，八尺，六八四丈八尺。足之六阴，从足至胸

---

❶ 脾：原作“髀”，据《太素》卷十二《营卫气别》、《甲乙经》卷一第十改。

❷ 出：《太素》卷十二《营卫气别》、《甲乙经》卷一第十作“入”。

❸ 究：《太素》卷十《督脉》杨上善注引《九卷》作“别”。

❹ 上循腹里：《太素》卷十《督脉》杨上善注引《九卷》无“循腹里”三字。“上”字属下读。

中，六尺五寸，六六三丈六尺，五六三尺，合三丈九尺。跻脉从足至目，七尺五寸，二七一丈四尺，二五一尺，合一丈五尺。督脉、任脉各四尺五寸，二四八尺，二五一尺，合九尺。凡都合一十六丈二尺，此气之大经隧也。经脉为里，支而横者为络，络之别者为孙[1]，盛而血者疾诛之，盛者泻[2]之，虚者饮药以补之。

五脏常内阅于上七窍也，故肺气通于鼻，肺和则鼻能知臭香矣；心气通于舌，心[3]和则舌能知五味矣；肝气通于目，肝和则目能辨五色矣；脾气通于口，脾和则口能知五谷矣；肾气通于耳，肾和则耳能闻五音矣。五脏不和则七窍不通，六腑不和则留[4]为痈。故邪在腑则阳脉不和[5]，阳脉不和则气留之，气留之则阳气盛矣。阳气太盛则阴不利[6]，阴脉不利则血留之，血留之则阴气盛矣。阴气太盛，则阳气不能荣也，故曰关。阳气太盛，则阴气弗能荣也，故曰格。阴阳俱盛，不得相荣，故曰关格。关格者，不得尽期而死[7]也。

---

❶ 孙:《甲乙经》卷二第三、《太素》卷十三《脉度》作“孙络”。
❷ 泻:《太素》卷十三《脉度》作“徐泻”。
❸ 心:《太素》卷六《脏腑气液》、《甲乙经》卷一第四作“舌”。
❹ 留:《甲乙经》卷一第四“留”下有“结”字，义胜。
❺ 和:《太素》卷六《脏腑气液》作“利”。下同。
❻ 阴不利:《难经·二十三难》“阴”后有“脉”字。利,《太素》卷六《脏腑气液》、《难经·二十三难》、《甲乙经》卷一第四作“和”。后同。
❼ 不得尽期而死:《甲乙经》卷一第四“尽”下无“期”字。《难经·三十七难》作“不得尽其命而死矣”。

黄帝曰：跻脉安起安止，何气荣水[1]？岐伯答曰：跻脉者，少阴之别，起于然骨之后，上内踝之上，直上循阴股入阴，上循胸里，入缺盆，上出[2]人迎之前，入頄属目内眦，合于太阳、阳跻而上行，气并相还[3]则为濡目，气不荣则目不合。

黄帝曰：气独行五脏，不荣六腑，何也？岐伯答曰：气之不得无行也，如水之流，如日月之行不休，故阴脉荣其脏，阳脉荣其腑，如环之无端，莫知其纪，终而复始。其流溢之气，内溉脏腑，外濡腠理。

黄帝曰：跻脉有阴阳，何脉当其数？岐伯答曰：男子数其阳，女子数其阴，当数者为经，其不当数者为络也。

营卫生会第十八

黄帝问于岐伯曰：人焉受气？阴阳焉会？何气为营？何气为卫？营安从生？卫于焉[4]会？老壮不同气，阴阳异位，愿闻其会。岐伯答曰：人受气于谷，谷入于胃，以[5]传与肺，五脏六腑，皆以受气，其清者为营，浊者为卫，营在[6]脉中，卫在脉外，营周不休，五十而复大会，阴阳

---

❶ 荣水:《太素》卷十《阴阳脉》作“营此”。水,《甲乙经》卷二第二作“也”。可从。
❷ 出:《甲乙经》卷二第二作“循”。
❸ 还：通“环”。绕也。《楚辞·招魂》:“引车右还。”
❹ 于焉:《甲乙经》卷一第十一作“安从”。义胜。
❺ 以:《甲乙经》卷一第十一作“气”。义胜。
❻ 在:《难经·三十难》、《甲乙经》卷一第十一作“行”。后同。

相贯，如环无端。卫气行于阴二十五度，行于阳二十五度，分为昼夜，故气❶至阳而起，至阴而止。故曰：日中而阳陇❷为重阳，夜半而阴陇为重阴。故太阴主内，太阳主外，各行二十五度，分为昼夜。夜半为阴陇，夜半后而为❸阴衰，平旦阴尽而阳受气矣。日中为阳陇，日西而阳衰，日入阳尽而阴受气矣。夜半而大会，万民皆卧，命曰合阴，平旦阴尽而阳受气，如是无已，与天地同纪。

黄帝曰：老人之不夜瞑者，何气使然？少壮之人不昼瞑❹者，何气使然？岐伯答曰：壮者之气血盛，其肌肉滑，气道通，荣卫之行不失其常，故昼精而夜瞑。老者之气血衰，其肌肉枯，气道涩，五脏之气相搏，其营气衰少而卫气内伐，故昼不精，夜不瞑。

黄帝曰：愿闻营卫之所行，皆何道从来？岐伯答曰：营出于中焦，卫出于上❺焦。

黄帝曰：愿闻三❻焦之所出。岐伯答曰：上焦出于胃上口，并咽以上，贯膈而布胸中，走腋，循太阴之分而

---

❶ 气：《甲乙经》卷一第十一无“气”字。

❷ 陇（lǒng 拢）：通“隆”。隆盛。

❸ 为：《甲乙经》卷一第十一无“为”字。

❹ 昼瞑：《甲乙经》卷一第十一作“夜寤”。

❺ 上：原作“下”，据《太素》卷十二首篇、《千金要方》卷二十第四改，以与文例合。

❻ 三：疑为古字“上”，形近致误。作“上”，似是。

行，还至阳明，上至舌[1]，下足阳明，常与营[2]俱行于阳二十五度，行于阴亦二十五度，一周也，故五十度而复大会于手太阴矣。黄帝曰：人有热，饮食下胃，其气未定，汗则出，或出于面，或出于背，或出于身半，其不循卫气之道而出何也？岐伯曰：此外伤于风，内开腠理，毛蒸理泄，卫气走之，固不得循其道，此气慓悍滑疾，见开而出，故不得从其道，故命曰漏泄。

黄帝曰：愿闻中焦之所出。岐伯答曰：中焦亦并胃中，出上焦之后，此所受气者，泌糟粕，蒸津液，化其精微，上注于肺脉[3]，乃化而为血，以奉生身，莫贵于此，故独得行于经隧，命曰营气。

黄帝曰：夫血之与气，异名同类，何谓也？岐伯答曰：营卫者精气也，血[4]者神气也，故血之与气，异名同类焉。故夺血者无汗，夺汗者无血，故人生有两[5]死而无两[6]生。

黄帝曰：愿闻下焦之所出。岐伯答曰：下焦者，别回肠，注于膀胱而渗入焉。故水谷者，常并居于胃中，成[7]

---

❶ 舌：疑为“鼻”字之误。
❷ 营:《病源》卷十五《三焦病候》“营”下有“卫”字。
❸ 脉:《甲乙经》卷一第十一无。
❹ 血:《外台》卷六作“营”。为是。
❺ 两:《外台》卷六作“一”。义胜。
❻ 两:《外台》卷六作“再”。义胜。
❼ 成:《素问·咳论》王冰注作“盛”。《释名》:“成，盛也。”

糟粕而俱下于大肠，而成下焦，渗而俱下，济❶泌别汁，循下焦而渗入膀胱焉。黄帝曰：人饮酒，酒亦入胃，谷未熟而小便独先下何也？岐伯答曰：酒者熟谷之液也，其气悍以清❷，故后谷而入，先谷而液出焉。

黄帝曰：善。余闻上焦如雾，中焦如沤，下焦如渎，此之谓也。

四时气第十九

黄帝问于岐伯曰：夫四时之气，各不同形，百病之起，皆有所生，灸刺之道，何者为定？岐伯答曰：四时之气，各有所在，灸刺❸之道，得气穴为定。故春取经血脉分肉之间，甚者深刺之，间者浅刺之。夏取盛经孙络，取分间绝皮肤。秋取经腧，邪❹在腑，取之合。冬取井荥，必深以留之。

温疟汗不出，为五十九痏❺。风㽷❻肤胀，为五十七痏，取皮肤之血者，尽取之。飧泄，补三阴交❼，上补阴

---

❶ 济:《素问·咳论》王冰注无“济”字。
❷ 清:《太素》卷十二首篇、《甲乙经》卷一第十一、《千金要方》卷二十第五作“滑”。义胜。
❸ 刺：原作别，据《太素》卷二十《杂刺》、《甲乙经》卷五第一改。
❹ 邪:《太素》卷二十三《杂刺》、《甲乙经》卷五第一上“邪”下并有“气”字。
❺ 痏:《甲乙经》卷七第五、《太素》卷二十三《杂刺》作“刺”。后同。
❻ 㽷（shuì 睡）:《太素》卷二十三《杂刺》、《甲乙经》卷八第四作“水”。㽷，肿病。后同。
❼ 交：原作“之”，据《甲乙经》卷十一第五改。

陵泉，皆久留之，热行乃止。转筋于阳治其阳，转筋于阴治其阴，皆卒刺之。

徒水，先取环谷下三寸，以铍针针之，已刺而筒之，而内之，入而复之❶，以尽其水，必坚❷，来❸缓则烦悗，来急则安静，间日一刺之，水尽乃止。饮闭药，方刺之时徒饮之，方饮无食，方食无饮，无食他食百三十五日。

著痹不去，久寒不已，卒取其三里❹。骨为干❺，肠❻中不便，取三里，盛泻之，虚补之。

疠风者，素❼刺其肿上，已刺，以锐针针其处❽，按出其恶气❾，肿尽乃止，常食方食，无食他食。

腹中常鸣，气上冲胸，喘❿不能久立，邪在大肠，刺肓之原、巨虚上廉、三里。

小腹控睾，引腰脊，上冲心，邪在小肠者，连睾系，属于脊，贯肝肺，络心系。气盛则厥逆，上冲肠胃，熏

---

❶ 之:《甲乙经》卷八第四作“出”。
❷ 坚:《太素》卷二十三《杂刺》、《甲乙经》卷八第四“坚”下有“束之”二字。
❸ 来:《甲乙经》卷八第四作“束”,《太素》卷二十三《杂刺》无“来”字。
❹ 三里:《太素》卷二十三《杂刺》无“三”字,“里”连下“骨”字为句。
❺ 干:《太素》卷二十三《杂刺》作“骭”。
❻ 肠:《甲乙经》卷九第七作“腹”
❼ 素:《太素》卷二十三《杂刺》、《甲乙经》卷十一第九下作“索”。《释名》:“索,素也。”
❽ 以锐针针其处:《甲乙经》卷十一第九下作“以吮其处”。
❾ 气:《甲乙经》卷十一第九下作“血”。
❿ 喘:《甲乙经》卷九第七无“喘”字。

肝，散于肓[1]，结于脐。故取之肓原以散之，刺太阴以予之，取厥阴以下之，取巨虚下廉以去之，按其所过之经以调之。

善呕，呕有苦，长太息，心中憺憺，恐人将捕之，邪在胆，逆在胃，胆液泄则口苦，胃气逆则呕苦，故曰呕胆。取三里以下胃气逆，则刺少阳血络以闭胆逆，却调其虚实以去其邪。饮食不下，膈塞不通，邪在胃脘，在上脘则刺抑而下之，在下脘则散而去之。

小腹痛肿，不得小便，邪在三焦约，取之太阳大络，视其络脉与厥阴小络结而血者，肿[2]上及胃脘，取三里。

睹其色，察其目[3]，知其散复者，视其目色，以知病之存亡也。一其形，听其动静者，持气口、人迎以视其脉，坚且盛且滑者病日进，脉软[4]者病将下，诸经实者病三日已。气口候阴，人迎候阳也。

---

❶ 肓:《甲乙经》卷九第八作“胸”。
❷ 肿:《太素》卷二十三《杂刺》杨上善注“肿”上有“刺”字。义胜。
❸ 目: 原作“以”，据《太素》卷二十三《杂刺》改。
❹ 软:《太素》卷二十三《杂刺》作“濡”。

卷之五

五邪第二十

邪在肺，则病皮肤痛[1]，寒热，上气喘，汗出，咳动肩背。取之膺中外腧，背三节五脏[2]之旁，以手疾按之，快然乃刺之，取之缺盆中以越[3]之。

邪在肝，则两胁中痛，寒中，恶血在内，行[4]善掣，节时脚[5]肿。取之行间以引胁下，补三里以温胃中，取血脉以散恶血，取耳间青脉以去其掣[6]。

邪在脾胃，则病肌肉痛；阳气有余，阴气不足，则热

---

❶ 病皮肤痛:《素问·至真要大论》新校正引《甲乙经》无“病”字。《太素》卷二十二《五脏刺》无“痛”字。

❷ 三节五脏:《太素》卷二十二《五脏刺》作“三椎五椎”。《甲乙经》卷九第三“节”作“椎”，无“五脏”二字。

❸ 越:《太素》卷二十二《五脏刺》作“起”。

❹ 行:《脉经》卷六第一作“胻”。为是。

❺ 脚:《太素》卷二十二《五脏刺》、《脉经》卷六第二、《千金要方》卷十一第一无“脚”字。

❻ 掣:《太素》卷二十二《五脏刺》作“瘈”。

中善饥；阳气不足，阴气有余，则寒中肠鸣腹痛；阴阳俱有余，若俱不足，则有寒有热。皆调于三里。

邪在肾，则病骨痛阴痹。阴痹者，按[1]之而不得，腹胀腰痛，大便难，肩背颈项[2]痛，时眩。取之涌泉、昆仑，视有血者尽取之。

邪在心，则病心痛喜悲，时眩仆。视有余不足而调之其输也。

寒热病第二十一

皮寒热者，不可附席，毛发焦，鼻槁腊[3]，不得汗。取三阳之络，以补手太阴。肌寒热者，肌痛，毛发焦而唇槁腊[4]，不得汗。取三阳于下以去其血者，补足太阴以出其汗。骨寒热者，病[5]无所安，汗注不休。齿未槁，取其少阴于阴股之络；齿已槁，死不治。骨厥亦然。骨痹，举节不用而痛，汗注烦心，取三阴之经补之。

身有所伤，血出多，及中风寒，若有所堕坠，四肢懈惰[6]不收，名曰体惰，取其小腹脐下三结交。三结交者，阳明、太阴也，脐下三寸关元也。厥痹者，厥气上及腹，

---

❶ 按:《千金要方》卷十九第一作“抚”。
❷ 项:《脉经》卷六第九、《甲乙经》卷九第八“项”后有“强”字。
❸ 腊（xī 西）:《难经·五十八难》无“腊”字。
❹ 唇槁腊:《难经·五十八难》作“唇舌槁”。槁，干枯。腊，干裂，体皱。
❺ 病:《甲乙经》卷八第一上作“痛”。义胜。
❻ 懈惰:《太素》卷二十六《寒热杂说》、《甲乙经》卷十第二作“解㑊”。

取阴阳之络，视主病也，泻阳补阴经也。

颈侧之动脉人迎。人迎，足阳明也，在婴筋之前。婴筋之后，手阳明也，名曰扶突。次脉，手❶少阳脉也，名曰天牖。次脉，足太阳也，名曰天柱。腋下动脉，臂❷太阴也，名曰天府。阳迎❸头痛，胸满不得息，取之人迎。暴喑气鞕❹，取❺扶突与舌本出血。暴聋气蒙，耳目不明，取天牖。暴挛痫眩❻，足不任身，取天柱。暴瘅❼内逆，肝肺相搏，血溢鼻口，取天府。此为天牖五部。

臂阳明有入頄遍齿者，名曰大迎，下齿龋取之。臂恶寒补之，不恶寒泻之。足太阳有入頄遍齿者，名曰角孙，上齿龋取之，在鼻与頄❽前。方病之时其脉盛，盛则泻之，虚则补之。一曰取之出鼻❾外。足阳明有挟鼻入于面者，名曰悬颅，属口，对入系目本❿，视有过者取之，损有余，益不足，反者益甚⓫。足太阳有通项入于脑者，正

---

❶ 手：原作“足”，据本书《本输》、《太素》卷二十六《寒热杂说》改。
❷ 臂：本书《本输》作“手”。
❸ 迎:《太素》卷二十六《寒热杂说》,《甲乙经》卷九第一、卷十二第七校注引作“逆”。按迎、逆古多互用。阳迎者，谓阳邪上逆也。
❹ 鞕:《太素》卷二十六《寒热杂说》作“鲠”。鞕，古同“鲠”。
❺ 取:《甲乙经》卷十二第二作“刺”。
❻ 眩:《甲乙经》卷十二第七校注引《灵枢》作“痓”。
❼ 瘅:《甲乙经》卷十二第七校注引《灵枢》作“痹”。
❽ 頄:(qíu 求): 颧骨。《太素》卷二十六《寒热杂说》作“頯”。
❾ 鼻:《太素》卷二十六《寒热杂说》、《甲乙经》卷十二第六作“眉”。
❿ 本:《甲乙经》卷十二第四“本”下有“头痛，引颔取之”六字。
⓫ 甚：原作“其”，据《甲乙经》卷十二第四、《太素》卷二十六《寒热杂说》改。

属目本，名曰眼系，头目苦痛取之，在项中两筋间，入脑乃别。阴跻、阳跻，阴阳相交，阳入阴，阴出[1]阳，交于目锐眦，阳气盛则瞋目，阴气盛则瞑目。

热厥取足[2]太阴、少阳，皆留之；寒厥取足[3]阳明、少阴于足，皆留之。舌纵涎下，烦悗，取足少阴。振寒洒洒，鼓颔，不得汗出，腹胀烦悗，取手太阴。

刺虚者，刺其去也；刺实者，刺其来也。春取络脉，夏取分腠，秋取气口，冬取经输。凡此四时，各以时为齐。络脉治皮肤，分腠治肌肉，气口治筋脉，经输治骨髓、五脏。

身有五部：伏兔一；腓二，腓者腨也；背三；五脏之腧四；项五。此五部有痈疽者死。病始手臂者，先取手阳明、太阴而汗出；病始头首者，先取项太阳而汗出；病始足胫者，先取足阳明而汗出。臂太阴可汗出，足阳明可汗出。故取阴而汗出甚者，止之于阳；取阳而汗出甚者，止之于阴。凡刺之害，中而不去则精泄，不中而去则致气；精泄则病甚而恇，致气则生为痈疽[4]也。

---

❶ 阴出:《太素》卷二十六《寒热杂说》、《甲乙经》卷十二第四作“出阴”，“阴”字属下读。义胜。

❷ 足:《甲乙经》卷七第三无“足”字。

❸ 足:《太素》卷二十六《寒热杂说》无“足”字。

❹ 疽：本书《九针十二原》、《甲乙经》卷五第四、《太素》卷二十六《寒热杂说》作“疡”。

癫狂[1]第二十二

目眦外决于面者，为锐眦；在内近鼻者，为内眦。上为外眦，下为内眦。

癫疾始生，先不乐，头重痛[2]，视[3]举，目赤甚[4]，作极已而烦心，候之于颜，取手太阳、阳明、太阴，血变而止。癫疾始作，而引口啼呼喘悸[5]者，候之手阳明、太阳，左强者攻其右，右强者攻其左，血变而止。癫疾始作，先反僵，因而脊痛，候之足太阳、阳明、太阴[6]、手太阳，血变而止。

治癫疾者，常与之居，察其所当取之处。病至，视之有过者泻之，置其血于瓠壶之中，至其发时，血独动矣。不动，灸穷骨二十壮。穷骨者，骶骨也。

骨癫疾者，颇齿诸腧分肉皆满，而骨居[7]，汗出烦悗，呕多沃[8]沫，气下泄，不治。

---

❶ 狂：底本目录“狂”后有“病”字，据正文标题删。
❷ 痛:《千金要方》卷十四第五无“痛”字。
❸ 视:《甲乙经》卷十一第二“视”上有“直”字。
❹ 甚:《太素》卷三十《癫疾》作“其”，属下读。
❺ 喘悸:《千金要方》卷十四第五、《圣济总录》卷一百九十二并无“喘悸”二字。
❻ 太阴:《太素》卷三十《癫疾》无“太阴”二字。
❼ 居:《甲乙经》卷十一第二、《千金要方》卷十四第五作“倨”，其下并有“强直”二字。“居”通“倨”。微曲。
❽ 沃:《太素》卷三十《癫疾》、《甲乙经》卷十一第二、《千金要方》卷十四第五作“涎”。为是。

筋癫疾者，身倦[1]挛急[2]大，刺项大经之大杼脉[3]。呕多沃沫，气下泄，不治。

脉癫疾者，暴仆，四肢之脉皆胀而纵。脉满，尽刺之出血；不满，灸之挟项太阳，灸带脉于腰相去三寸，诸分肉本输。呕多沃沫，气下泄，不治。癫疾者，疾发如狂者，死不治。

狂始生，先自悲也，喜忘、苦[4]怒、善恐者，得之忧饥，治之取手太阴[5]、阳明，血变而止，及取足太阴、阳明。狂始发，少卧不饥，自高贤也，自辩智也，自尊贵也，善骂詈，日夜不休，治之取手阳明、太阳、太阴、舌下、少阴，视[6]之盛者皆取之，不盛释之也。

狂言[7]、惊、善[8]笑、好歌乐、妄行不休者，得之大恐，治之取手阳明、太阳、太阴。狂，目妄见、耳妄闻、善呼者，少气之所生也，治之取手太阳、太阴、阳明、足太阴[9]、头两顑。狂者多食，善见鬼神，善笑而不发于外者，得之有所大喜，治之取足太阴、太阳、阳明，后取手

---

❶ 倦:《太素》卷三十《癫疾》作“卷”。义胜。
❷ 急:《甲乙经》卷十一第二、《千金要方》卷十四第五“急”下并有“脉”字。为是。
❸ 脉:《甲乙经》卷十一第二、《千金要方》卷十四第五无“脉”字。为是。
❹ 苦:《太素》卷三十《惊狂》作“喜”。
❺ 太阴:《太素》卷三十《惊狂》作“太阳”。可参。
❻ 视:《太素》卷三十《惊狂》、《甲乙经》卷十一第二“视”下有“脉”字。
❼ 言:《太素》卷三十《惊狂》作“喜”。
❽ 善:《太平御览》卷七百三十九引作“妄”。
❾ 足太阴:《甲乙经》卷十一第二作“足太阳”。

太阴、太阳、阳明。狂而新发，未应如此者，先取曲泉左右动脉，及盛者见血，有[1]顷已；不已，以法取之，灸骶骨[2]二十壮。

风逆，暴四肢肿[3]，身漯漯[4]，唏然时寒，饥则烦，饱则善变，取手太阴表里，足少阴、阳明之经，肉清[5]取荥，骨清取井、经[6]也。

厥逆为病也，足暴清，胸若将裂，肠[7]若将以刀切之，烦而不能[8]食，脉大小皆涩，暖取足少阴，清取足阳明，清则补之，温则泻之。厥逆腹胀满，肠鸣，胸满不得息，取之下胸二胁咳而动手者，与背腧以手按之立快者是也。

内闭不得溲，刺足少阴、太阳，与骶上以长针；气逆则取其太阴、阳明、厥阴[9]，甚取少阴[10]、阳明动者之经也。

少气，身漯漯也，言吸吸也，骨酸体重，懈惰不能动，补足少阴。短气，息短不属，动作气索，补足少阴，去血络也。

---

❶ 有:《太素》卷三十《惊狂》作“食”。《甲乙经》卷十一第二作“立”。

❷ 骶骨：原作“骨骶”，据《太素》卷三十《惊狂》、《甲乙经》卷十一第二乙正，即长强穴。

❸ 肿:《甲乙经》卷二十第二作“痛”。

❹ 漯漯：汗出貌。

❺ 清:(qìng 庆)：寒冷。

❻ 经:《太素》卷三十《风逆》无“经”字。

❼ 肠:《太素》卷三十《厥逆》作“腹”。义胜。

❽ 烦而不能:《甲乙》卷七第三“烦”作“腹”，“能”字无。

❾ 厥阴:《甲乙经》卷九第十、《太素》卷三十《厥逆》无“阴”字，“厥”字属下读。

❿ 少阴:《甲乙经》卷九第十作“太阴”。

热病第二十三

偏枯，身偏不用而痛，言不变，志不乱，病在分腠之间，巨针取之❶，益其不足，损其有余，乃可复也。痱之为病也，身无痛者，四肢不收，智乱不甚，其言微知，可治；甚则不能言，不可治也。病先起于阳，后入于阴者，先取其阳，后取其阴，浮而取之。

热病三日，而气口静、人迎躁者，取之诸阳，五十九刺，以泻其热而出其汗，实其阴以补其不足者。身热甚，阴阳皆静者，勿刺也；其可刺者，急取之，不汗出则泄。所谓勿刺者，有死征也。

热病七日八日，脉口动喘而弦❷者，急刺之，汗且自出，浅刺手大❸指间。

热病七日八日，脉微小，病者溲血，口中干，一日半而死；脉代者，一日死。热病已得汗出，而脉尚躁❹，喘且复热，勿刺肤❺，喘甚者死。

热病七日八日，脉不躁，躁不散❻数，后三日中有汗；

❶ 巨针取之：《病源》卷一《风偏枯候》作“宜温卧取汗”。《千金要方》同。
❷ 弦：原作“短”，本书原校注：“一本作弦。”今据原校改。
❸ 大：《太素》卷二十五《热病说》无“大”字。
❹ 躁：《甲乙经》卷七第一中原注：“一作‘盛’”。
❺ 勿刺肤：《太素》卷二十五《热病说》、《甲乙经》卷七第一中作“勿庸刺”。“勿庸刺”即“不用刺”。为是。
❻ 躁不散：《甲乙经》卷七第一中、《外台》卷一均无“躁”字。《脉经》卷七第二十“躁”作“喘”，无“散”字。

三日不汗，四日死。未曾汗者，勿庸[1]刺之。

热病先肤痛，窒鼻充面，取之皮，以第一针，五十九刺[2]；苛轸鼻[3]，索皮于肺，不得，索之火，火者心也。

热病先身涩，倚[4]而热，烦悗，干唇口[5]嗌，取之皮[6]，以第一针，五十九刺；肤胀口干，寒汗出，索脉于心，不得，索之水，水者肾也。

热病嗌干多饮，善惊，卧不能起[7]，取之肤肉，以第六针，五十九刺；目眦青，索肉于脾，不得，索之木，木者肝也。

热病面青脑痛[8]，手足躁，取之筋间，以第四针于四逆；筋躄目浸，索筋于肝，不得，索之金，金者肺也。

热病数惊，瘛疭而狂，取之脉，以第四针，急泻有余者；癫疾毛发去，索血于心，不得，索之水，水者肾也。

热病身重骨痛，耳聋而好瞑，取之骨，以第四针，五十九刺；骨病不食，啮齿耳青，索骨于肾，不得，索之

---

❶ 庸：原作“膆”，据《甲乙经》卷七第一中、《太素》卷二十五《热病说》改。
❷ 刺：原脱，据《甲乙经》卷七第一中补。后同。
❸ 苛轸鼻：《太素》卷二十五《热病说》同。《甲乙经》卷七第一中作“苛鼻干”。
❹ 倚：《甲乙经》卷七第一中作“烦”。
❺ 口：《太素》卷二十五《热病说》无“口”字。
❻ 皮：《伤寒补亡论》引作“脉”。
❼ 起：《甲乙经》卷七第一中作“安”。
❽ 病面青脑痛：《素问·刺热》新校正引本书作“热痛而胸胁痛”。《太素》《脉经》《甲乙经》同。

土，土者脾也。

热病不知所痛，耳聋不能自收，口干，阳热甚，阴颇有寒者，热在髓，死不可治。

热病头痛，颞颥、目瘛脉痛[1]，善衄，厥热病[2]也，取之以第三针，视有余不足。

寒热痔[3]，热病体重，肠中热，取之以第四针，于其腧及下诸指间，索气于胃络[4]，得气也。

热病挟脐急痛，胸胁满，取之涌泉与阴陵泉，取以第四针，针嗌里。

热病而汗且出，及[5]脉顺可汗者，取之鱼际、太渊、大都、太白，泻之则热去，补之则汗出；汗出太甚，取内踝上横脉以止之。

热病已得汗，而脉尚躁盛，此阴脉之极也，死；其得汗而脉静者，生。热病脉尚盛躁而不得汗者，此阳脉之极也，死；脉盛躁得汗静者，生。

热病不可刺者有九：一曰汗不出，大颧发赤，哕者

---

❶ 目瘛（chì 翅）脉痛:《太素》卷二十五《热病说》无“痛”字。《甲乙经》卷七第一中作“目脉紧”。瘛,《说文解字注·疒部》:“引纵曰瘛。”

❷ 病:《太素》卷二十五《热病说》无“病”字。

❸ 痔:《脉经》卷七第十三作“病”。《甲乙经》卷七第一中原校注:“痔一作痛。”

❹ 络：原作“胳”，据《甲乙经》卷七第一中、《太素》卷二十五《热病说》改。

❺ 及:《脉经》卷七第三作“反”。

死；二曰泄而腹满甚[1]者死；三曰目不明，热不已者死；四曰老人婴儿热而腹满者死；五曰汗不出，呕下[2]血者死；六曰舌本烂，热不已者死；七曰咳而衄，汗不[3]出，出不至足者死；八曰髓热者死；九曰热而痉者死，腰[4]折，瘛疭，齿噤齘也。凡此九者，不可刺也。

所谓五十九刺者，两手外内侧各三，凡十二痏；五指间各一，凡八痏，足亦如是；头入发[5]一寸旁三分各三，凡六痏；更入发三寸边五，凡十痏；耳前后口下者各一，项中一，凡六痏；巅上一，囟会一，发际一，廉泉一，风池二，天柱二。

气满胸中喘息，取足太阴大指之端，去爪甲如薤叶，寒则留之，热则疾之，气下乃止。

心疝暴痛，取足太阴、厥阴，尽刺去其血络。

喉痹舌卷，口中干，烦心心痛，臂内廉痛不可及头，取手小指次指爪甲下去端如韭叶。

目中赤痛，从内眦始，取之阴跻。风痉[6]身反折，先取足太阳及腘中及血络出血；中有寒，取三里。

---

[1] 甚:《圣惠方》卷十七引无“甚”字。《外台》卷一原校注:“甚，一作黄。”可参。
[2] 下:《甲乙经》卷七第一中、《病源》卷九《热病诸候》、《医心方》卷十四无。
[3] 不:《甲乙经》卷七第一中无“不”字。
[4] 腰:《甲乙经》卷七第一中“腰”下有“反”字。
[5] 发:《甲乙经》卷七第一中“发”下有“际”字。下文“发”同。
[6] 痉:《太素》卷十三《风痉》、《甲乙经》卷七第四作“痓”。

癃，取之阴跻及三毛上及血络出血。男子如蛊，女子如阻❶，身体腰脊如解，不欲饮食，先取涌泉见血，视跗上盛者，尽见血也。

厥病第二十四

厥头痛，面若肿起而烦心，取之足阳明、太阴❷。

厥头痛，头脉痛，心悲善泣，视头动脉反盛者，刺尽去血，后调足厥阴。

厥头痛，贞贞头重❸而痛，泻头上五行、行五，先取手少阴，后取足少阴。

厥头痛，意善忘，按之不得，取头面左右动脉，后取足太阴❹。

厥头痛，项先痛，腰脊为应，先取天柱，后取足太阳。

厥头痛，头痛甚，耳前后脉涌有热❺，泻出其血，后取足少阳。

真头痛，头痛甚，脑尽痛，手足寒至节，死不治。头

---

❶ 阻：原作“怚”，据《甲乙经》卷八第一上改。形近致误。
❷ 太阴：《太素》卷二十六《厥头痛》、《甲乙经》卷九第一作“太阳”。
❸ 贞贞头重：《甲乙经》卷九第一“贞贞”作“员员”，下无“头重”二字。按：作“员员”是。《素问·刺热》：“头痛员员。”王冰注：“员员，谓似急也。”
❹ 阴：《甲乙经》卷九第一作“阳”。
❺ 脉涌有热：《甲乙经》卷九第一作“脉骨热”。似是。

痛不可取于腧者，有所击堕，恶血在于内；若肉[1]伤，痛未已，可则[2]刺，不可远取也。头痛不可刺者，大痹为恶，日作者，可令少愈，不可已。头半寒痛，先取手少阳、阳明，后取足少阳、阳明。

厥心痛，与背相控，善瘛，如从后触其心，伛偻者，肾心痛也，先取京骨、昆仑，发狂[3]不已，取然谷。

厥心痛，腹胀胸满，心尤痛甚，胃心痛也，取之大都、太白。

厥心痛，痛如以锥针刺其心，心痛甚者，脾心痛也，取之然谷、太溪。

厥心痛，色苍苍如死状，终日不得太息，肝心痛也，取之行间、太冲。

厥心痛，卧若徒居[4]，心痛间，动作[5]痛益甚，色不变，肺心痛也，取之鱼际、太渊。

真心痛，手足清至节，心痛甚，旦发夕死，夕发旦死。

心痛不可刺者，中有盛聚，不可取于腧。

肠中有虫瘕及蛟蛕，皆不可取以小针；心腹[6]痛，侬

---

❶ 肉:《甲乙经》卷九第一、《太素》卷二十六《厥头痛》作“内”。义胜。
❷ 则:《甲乙经》卷九第一、《太素》卷二十六《厥头痛》作“即”。
❸ 狂:《甲乙经》卷九第二、《太素》卷二十六《厥头痛》作“针”。为是。
❹ 徒居：徒,《太素》卷二十六《厥心痛》作“徙”,《千金要方》卷十三第六作“从”，无“居”字。
❺ 作:《景岳全书》卷二十五《心腹痛》作“则”。
❻ 腹：原作“肠”，据《脉经》卷六第三、《甲乙经》卷九第二改。

作痛，肿聚，往来上下行，痛有休止，腹热，喜渴涎出者，是蛟蛕也。以手聚按而坚持之，无令得移，以大针刺之，久持之，虫[❶]不动，乃出针也。恷，腹侬痛，形中上者[❷]。

耳聋无闻，取耳中。耳鸣，取耳前动脉。耳痛不可刺者，耳中有脓，若有干耵聍，耳无闻也。耳聋，取手足[❸]小指次指爪甲上与肉交者，先取手，后取足。耳鸣，取手足[❹]中指爪甲上，左取右，右取左，先取手，后取足。

足[❹]髀不可举，侧而取之，在枢合中，以员利针，大针不可刺。

病注下血，取曲泉。风痹淫泺[❺]，病不可已者，足如履冰，时如入汤中，股胫淫泺，烦心头痛，时呕时悗[❻]，眩已汗出，久则目眩，悲以喜恐[❼]，短气不乐，不出三年死也。

病本第二十五

先病而后逆者，治其本；先逆而后病者，治其本；先

---

❶ 虫:《千金要方》卷三十第六作“中”。
❷ 恷（péng 朋）腹侬痛形中上者：恷，同“怦”，满也。《甲乙经》卷九第二、《脉经》卷六第三、《千金要方》卷十三第六无此八字”。疑衍。“腹侬痛”三字，疑注文窜入。
❸ 足：原脱，据《太素》卷三十《耳聋》补。
❹ 足:《太素》卷三十《髀疾》无“足”字。为是。
❺ 淫泺（luò 落）：酸痛无力。《甲乙经》卷十第一下“淫泺”作“注”。《太素》卷二十八《痹论》无“泺”字，“淫”属下读。
❻ 悗:《太素》卷二十八《痹论》作“惋”。本书《五乱》:“清浊相干，乱于胸中，是谓大悗。”作“悗”是。悗（mán 蛮），烦闷。
❼ 恐:《甲乙经》卷十第一下作“怒”。义胜。

寒而后生病者，治其本；先病而后生寒者，治其本；先热而后生病者，治其本[1]；先泄而后生他病者，治其本，必且[2]调之，乃治其他病；先病而后中满者，治其标；先病后泄者，治其本[3]；先中满而后烦心者，治其本。

有客气，有同[4]气。大小便不利，治其标；大小便利，治其本。病发而有余，本而标之，先治其本，后治其标；病发而不足，标而本之，先治其标，后治其本。谨详[5]察间甚，以意调之，间者并行，甚为[6]独行。先小大便不利而后生他病者，治其本也。

杂病第二十六

厥，挟脊而痛者至顶，头沉沉然[7]，目𥇍𥇍然，腰脊强，取足太阳腘中血络。

厥，胸满面肿，唇漯漯[8]然，暴言难，甚则不能言，取足阳明。

厥，气走喉而不能言，手足清，大便不利，取足少阴。

---

❶ 本:《甲乙经》卷六第二“本”后有“先病而后生热者，治其本”句，与文例合。当补。

❷ 且:《甲乙经》卷六第二作“先”。

❸ 先病后泄者，治其本：此句《素问·标本病传论》、《甲乙经》卷六第二在“先泄而后生他病者，治其本”文后，上文“先泄后病”，此云“先病后泄”，文次相贯。当乙正。

❹ 同:《素问·标本病传论》新校正:“全元起本同作固。”

❺ 详:《素问·标本病传论》、《甲乙经》卷六第二无“详”字。

❻ 为:《素问·标本病传论》、《甲乙经》卷六第二作“者”。

❼ 至顶头沉沉然:《甲乙经》卷七第一中作“主头项几几”。

❽ 漯漯（luǒluǒ 裸裸）：肿大留涎貌。

厥，而腹向向然[1]，多寒气，腹中穀穀[2]，便溲难，取足太阴。

嗌干，口中热如胶，取足少阴[3]。

膝中痛，取犊鼻，以员利针，发[4]而间之，针大如氂，刺膝无疑。

喉痹不能言，取足阳明；能言，取手阳明。

疟不渴，间日而作，取足阳明；渴而间[5]日作，取手阳明。

齿痛，不恶清饮，取足阳明[6]；恶清饮，取手阳明。

聋而不痛者，取足少阳；聋而痛者，取手阳明[7]。

衄而不止，衃血流，取足太阳；衃血，取手太阳；不已，刺宛[8]骨下；不已，刺腘中出血。

腰痛，痛[9]上寒，取足太阳、阳明；痛上热，取足厥阴；不可以俯仰，取足少阳。中热而喘，取足少阴、腘中血络。

---

❶ 向向然:《甲乙经》卷七第三“向向”作“膨膨”，下无“然”字。向向，亦作“响响”，犹言“膨膨”。腹胀貌。向，同“响”。

❷ 穀穀（húhú 胡胡）:《甲乙经》卷七第三作“㲉㲉”，原校注:“《九墟》作荣。”《太素》卷二十八《痹论》作“荣荣”。穀，同“瀔”。瀔瀔，水声。

❸ 阴:《甲乙经》卷七第一中作“阳”。

❹ 发:《太素》卷三十《膝痛》、《甲乙经》卷十第一下“发”上有“针”字。

❺ 间：原脱，据《甲乙经》卷七第五、《太素》卷二十五《十二疟》补。

❻ 取足阳明:《素问·刺虐》、《太素》卷二十五《十二疟》作:“刺足太阳。”

❼ 取手阳明:《素问·刺虐》、《太素》卷二十五《十二疟》作:“刺手阳明。”

❽ 宛:《甲乙经》卷十二第七、《太素》卷三十《衄血》作“腕”。

❾ 痛:《素问·刺腰痛》、《太素》卷三十《腰痛》、《甲乙经》卷九第八无“痛”字。

喜怒而不欲食，言益少[1]，刺足太阴；怒而多言，刺足少阳[2]。

颇痛，刺手阳明与颇之盛脉出血。

项痛不可俯仰，刺足太阳；不可以顾，刺手太阳也。

小[3]腹满大，上走胃[4]至心，淅淅身时寒热，小便不利，取足厥阴。

腹满，大便不利，腹大，亦上走胸嗌，喘息喝喝然，取足少阴[5]。

腹满，食不化，腹向向然，不能大便，取足太阴[6]。

心痛引腰脊，欲呕，取足少阴。

心痛腹胀，啬啬然大便不利，取足太阴。

心痛引背，不得息，刺足少阴；不已，取手少阳[7]。

心痛引[8]小腹满，上下无常处，便溲难，刺足厥阴。

心痛，但短气不足以息，刺手太阴。

心痛，当九节刺之，按，已[9]刺按之，立已；不已，上下求之，得之立已。

---

❶ 少：原作“小”，据《甲乙经》卷九第五、《太素》卷三十《喜怒》改。
❷ 少阳：《甲乙经》卷九第五作“少阴”。
❸ 小：《甲乙经》卷九第九、《太素》卷三十《刺腹满数》作“少”。
❹ 胃：《甲乙经》卷九第九作“胸”。
❺ 足少阴：《甲乙经》卷九第七作“足少阳”，《太素》卷三十《刺腹满数》同，杨上善注：“有本少阴为少阳。”
❻ 足太阴：《甲乙经》卷九第七作“足太阳”。
❼ 手少阳：《甲乙经》卷九第二作“手少阴”。
❽ 引：《太素》卷二十六《厥心痛》无“引”字。
❾ 按已：《太素》卷二十六《厥心痛》作“不已”。

颇痛，刺足阳明曲周动脉见血，立已；不已，按人迎于经[1]，立已。

气逆上，刺膺中陷者与下胸[2]动脉。

腹痛，刺脐左右动脉，已刺按之，立已；不已，刺气街，已刺[3]按之，立已。

痿厥，为四末束悗，乃疾解之，日二，不仁者十日而知，无休，病已止。

哕[4]，以草刺鼻，嚏，嚏[5]而已；无息而疾迎引之，立已；大惊之，亦可已。

周痹第二十七

黄帝问于岐伯曰：周痹之在身也，上下移徙，随其脉[6]上下，左右相应，间不容空，愿闻此痛在血脉之中邪？将在分肉之间乎？何以致是？其痛之移也，间不及下针，其慉[7]痛之时，不及定治而痛已止矣，何道使然？愿闻其故。岐伯答曰：此众痹也，非周痹也。

黄帝曰：愿闻众痹。岐伯对曰：此各在其处，更发更

---

❶ 按人迎于经：《甲乙经》卷九第一作“按经刺人迎”。义胜。
❷ 下胸：《甲乙经》卷九第四作“胁下”。
❸ 已刺：《甲乙经》卷九第七无“已刺”二字。
❹ 哕：原作“岁”，据《太素》卷三十《疗哕》、《甲乙经》卷十二第一改。
❺ 嚏嚏：《太素》卷三十《疗哕》、《甲乙经》卷十二第一作“嚏”，其一为衍文。
❻ 其脉：原作“脉其”，误倒，据《甲乙经》卷十第一上乙正。
❼ 慉（xù 畜）：通“蓄”，聚也。马融《广成颂》：“疏越蕴慉。”注：“慉与蓄（畜）通。蕴慉，犹积聚也。”

止，更居更起，以右应左，以左应右，非能周也，更发更休也。黄帝曰：善。刺之奈何？岐伯对曰：刺此者，痛虽已止，必刺其处，勿令复起。

帝曰：善。愿闻周痹何如？岐伯对曰：周痹者，在于血脉之中，随[1]脉以上，随[1]脉以下，不能左右，各当其所。黄帝曰：刺之奈何？岐伯对曰：痛从上下者，先刺其下以过[2]之，后刺其上以脱之；痛从下上者，先刺其上以过之，后刺其下以脱之。

黄帝曰：善。此痛安生？何因而有名？岐伯对曰：风寒湿气，客于外[3]分肉之间，迫切而为沫，沫[4]得寒则聚，聚则排分肉而分裂也，分[5]裂则痛，痛则神归之。神归之则热，热则痛解，痛解则厥，厥则他痹发，发则如是。帝曰：善。余以得其意矣。此内不在脏，而外未发于皮，独居分肉之间，真气不能周，故命曰周痹。故刺痹者，必先切循其下之六经，视其虚实，及大络之血结而不通，及虚而脉陷空者而调之，熨而通之，其瘛坚[6]，转引而行之。

黄帝曰：善。余已得其意矣，亦得其事也。九者经

---

❶ 随：《太素》卷二十八《痹论》作“循”。

❷ 过：本书原校注：“一作遏。下同。”《太素》卷二十八《痹论》同原校。《甲乙经》卷十第一上作“通”。作“遏”为是，形近致误，当据改。

❸ 外：《甲乙经》卷十第一上、《太素》卷二十八《痹论》无“外”字，疑衍。

❹ 沫：《千金要方》卷八第一无“沫”字。《素问·痹论》王冰注同。

❺ 分：《千金要方》卷八第一作“肉”。

❻ 坚：《甲乙经》卷十第一上作“紧”。《太素》卷二十八《痹论》“坚”亦作“紧”，系避隋文帝杨坚讳。

巽[1]之理，十二经脉阴阳之病也。

口问第二十八

黄帝闲居，辟[2]左右而问于岐伯曰：余已闻九针之经，论阴阳逆顺，六经已毕，愿得口问。岐伯避席再拜曰：善乎哉问也！此先师之所口传也。

黄帝曰：愿闻口传。岐伯答曰：夫百病之始生也，皆生于风雨寒暑，阴阳喜怒，饮食居处，大惊卒恐，则血气分离，阴阳破败[3]，经络厥绝[4]，脉道不通，阴阳相逆，卫气稽留，经脉虚空，血气不次，乃失其常。论不在经者，请道其方。

黄帝曰：人之欠者，何气使然？岐伯答曰：卫气昼日[5]行于阳，夜半[6]则行于阴，阴者主夜，夜者[7]卧；阳者主上，阴者主下。故阴气积于下，阳气未尽，阳引而上，阴引而下，阴阳相引，故数欠。阳气尽，阴气盛，则目瞑；阴气尽而阳气盛，则寤矣。泻足少阴，补足太阳。

黄帝曰：人之哕者，何气使然？岐伯曰：谷入于胃，

---

❶ 巽:《太素》卷二十八《痹论》作“络”。
❷ 辟:《太素》卷二十七《十二邪》作“避”。辟，通“避”。《周礼·掌交》:“使咸知王之好恶辟行之。”
❸ 败:《太素》卷二十七《十二邪》、周本作“散”。为是。
❹ 厥绝:《太素》卷二十七《十二邪》作“决绝”。
❺ 日:《甲乙经》卷十二第一无。
❻ 半:《太素》卷二十七《十二邪》无“半”字。
❼ 者:《甲乙经》卷十二第一作“主”。

胃气上注于肺。今有故寒气与新谷气，俱还入于胃，新故相乱，真邪相攻，气并❶相逆，复出于胃，故为哕。补手太阴，泻足少阴。

黄帝曰：人之唏者，何气使然？岐伯曰：此阴气盛而阳气虚，阴气疾而阳气徐，阴气盛而阳气绝，故为唏。补足太阳，泻足少阴。

黄帝曰：人之振寒者，何气使然？岐伯曰：寒气客于皮肤，阴气盛，阳气虚，故为振寒寒栗，补诸阳。

黄帝曰：人之噫者，何气使然？岐伯曰：寒气客于胃，厥逆从下上散，复出于胃，故为噫。补足太阴、阳明。一曰补眉本也❷。

黄帝曰：人之嚏者，何气使然？岐伯曰：阳气和利，满于心，出于鼻，故为嚏。补足太阳荣、眉本。一曰眉上也。

黄帝曰：人之亸❸者，何气使然？岐伯曰：胃不实则诸脉虚，诸脉虚则筋脉懈惰，筋脉懈惰则行阴用力，气不能复，故为亸。因其所在，补分肉间。

❶ 气并:《甲乙经》卷十二第一无“气并”二字。《太素》卷二十七《十二邪》“并”上无“气”字。

❷ 一曰补眉本也:《甲乙经》卷十二第一无此六字，疑为注文窜入。下文“一曰眉上也”同。

❸ 亸（duǒ 朵）:《太素》卷二十七《十二邪》作“掸”,《甲乙经》卷十二第一作“亸”。亸，下垂貌。作“亸”为是。

黄帝曰：人之哀而泣涕出[1]者，何气使然？岐伯曰：心者，五脏六腑之主也；目者，宗脉之所聚也，上液之道也；口鼻者，气之门户也。故悲哀愁忧则心动，心动则五脏六腑皆摇，摇则宗脉感，宗脉感[2]则液道开，液道开故泣涕出焉。液者，所以灌精濡空窍者也，故上液之道开则泣，泣不止则液竭，液竭则精不灌，精不灌则目无所见矣，故命曰夺精。补天柱经侠颈[3]。

黄帝曰：人之太息者，何气使然？岐伯曰：忧思则心系急，心系急则气道约，约则不利，故太息以伸出之。补手少阴、心主、足少阳，留之也。

黄帝曰：人之涎下者，何气使然？岐伯曰：饮食者皆入于胃，胃中有热则虫动，虫动则胃缓，胃缓则廉泉开，故涎下。补足少阴。

黄帝曰：人之耳中鸣者，何气使然？岐伯曰：耳者，宗脉之所聚也，故胃中空则宗脉虚，虚则下，溜脉有所竭者，故耳鸣。补客主人、手大指爪甲上与肉交者也。

黄帝曰：人之自啮舌者，何气使然？岐伯曰：此厥逆走上，脉气辈[4]至也。少阴气至则啮舌，少阳气至则啮

---

❶ 泣涕出：《太素》卷二十七《十二邪》杨上善注"涕泣多目无所见，何气使然也"，杨上善注据本有"目无所见"四字，与下文"精不灌则目无所见"文例相承。

❷ 感：《太素》卷二十七《十二邪》作"盛"。义胜。

❸ 颈：《太素》卷二十七《十二邪》作"项"。义胜。

❹ 辈：《甲乙经》卷十二第一作"皆"。

颊，阳明气至则啮唇矣。视主病者，则补之。

凡此十二邪者，皆奇邪之走空窍者也。故邪之所在，皆为不足。故上气不足，脑为之不满，耳为之苦[1]鸣，头为之苦倾，目为之眩；中气不足，溲便为之变，肠为之苦[2]鸣；下气不足，则乃为痿厥心悗。补足外踝下留之。

黄帝曰：治之奈何？岐伯曰：肾主为欠，取足少阴；肺主为哕，取手太阴、足少阴；唏者，阴与[3]阳绝，故补足太阳、泻足少阴；振寒者，补诸阳；噫者，补足太阴、阳明；嚏者，补足太阳、眉本；亸，因其所在，补分肉间；泣出，补天柱经侠颈，侠颈者，头中分也；太息，补手少阴、心主，足少阳留之；涎下，补足少阴；耳鸣，补客主人、手大指爪甲上与肉交者；自啮舌，视主病者，则补之；目眩头倾[4]，补足外踝下留之；痿厥心悗，刺足大指间上二寸留之，一曰足外踝下留之。

❶ 苦:《太素》卷二十七《十二邪》、《甲乙经》卷十二第一作“善”。
❷ 苦:《素问·脏气法时论》王冰注引作“善”。
❸ 与:《甲乙经》卷十二第一作“盛”。
❹ 头倾:《太素》卷二十七《十二邪》作“项强”。

卷之六

师传第二十九

黄帝曰：余闻先师，有所心藏，弗著于方。余愿闻而藏之，则而行之，上以治民，下以治身，使百姓无病，上下和亲，德泽下流，子孙无忧，传于后世，无有终时，可得闻乎？岐伯曰：远乎哉问也！夫治民与自治[1]，治彼与治此，治小与治大，治国与治家，未有逆而能治之也，夫惟顺而已矣。顺者，非独阴阳脉论气之逆顺也，百姓人民皆欲顺其志也。

黄帝曰：顺之奈何？岐伯曰：入国问俗，入家问讳，上堂问礼，临病人问所便。

黄帝曰：便病人奈何？岐伯曰：夫中热消瘅则便寒，寒中之属则便热。胃中热则消谷，令人县[2]心善饥，脐以

---

❶ 自治:《太素》卷二《顺养》作“治自”，与文例合。可参。
❷ 县:《太素》卷二《顺养》作“悬”。《释名》:“县，悬也，悬系于郡也。”

上皮热；肠中热则出黄如糜，脐以下皮寒[1]。胃中寒则腹胀，肠中寒则肠鸣飧泄。胃中寒、肠中热则胀而且泄；胃中热、肠中寒则疾饥，小腹痛胀。

黄帝曰：胃欲寒饥[2]，肠欲热饮，两者相逆，便[3]之奈何？且夫王公大人，血食之君，骄恣从[4]欲，轻人而无能禁之，禁之则逆其志，顺之则加其病，便之奈何？治之何先？

岐伯曰：人之情，莫不恶死而乐生，告之以其败[5]，语之以其善[6]，导[7]之以其所便，开之以其所苦，虽有无道之人，恶有不听者乎？

黄帝曰：治之奈何？岐伯曰：春夏先治其标，后治其本；秋冬先治其本，后治其标。

黄帝曰：便其相逆者奈何？岐伯曰：便此者，食饮衣服，亦欲适寒温，寒无凄怆，暑无出汗。食饮者，热无灼灼，寒无沧沧，寒温中适，故气将[8]持，乃不致邪僻也。

黄帝曰：《本脏》以身形、肢节、䐃肉，候五脏六腑之小大焉。今夫王公大人、临朝即位之君而问焉，谁可扪

❶ 寒：刘衡如云："详文义，寒字似应改为热。"似是。
❷ 饥：《甲乙经》卷六第二、《太素》卷二《顺养》作"饮"。为是。
❸ 便：《甲乙经》卷六第二作"治"。
❹ 从：通"纵"。《史记·刺客列传》："重自刑以绝从。"
❺ 败：《太素》卷二《顺养》作"驭"。
❻ 善：《太素》卷二《顺养》作"道"。
❼ 导：《太素》卷二《顺养》作"示"。
❽ 将：《甲乙经》卷六第二作"搏"。

循之而后答乎？岐伯曰：身形肢节者，脏腑之盖也，非面部之阅也。

黄帝曰：五脏之气，阅于面者，余已知之矣。以肢节知而阅之奈何？岐伯曰：五脏六腑[1]者，肺为之盖，巨肩陷咽，候见其外。黄帝曰：善。岐伯曰：五脏六腑，心为之主，缺盆为之道，骷骨有余，以候髃骬。黄帝曰：善。岐伯曰：肝者主为将，使之候外，欲知坚固，视目小大。黄帝曰：善。岐伯曰：脾者主为卫，使之迎粮，视唇舌好恶，以知吉凶。黄帝曰：善。岐伯曰：肾者主为外[2]，使之远听，视耳好恶，以知其性。

黄帝曰：善。愿闻六腑之候。岐伯曰：六腑者，胃为之海，广骸大颈张胸，五谷乃容。鼻隧以长，以候大肠。唇厚人中长，以候小肠。目下果[3]大，其胆乃横。鼻孔在外，膀胱漏泄。鼻柱中央起，三焦乃约。此所以候六腑者也。上下三等，脏安且良矣。

决气第三十

黄帝曰：余闻人有精、气、津、液、血、脉，余意以为一气耳，今乃辨为六名，余不知其所以然[4]。岐伯曰：

---

❶ 六腑:《甲乙经》卷一第三无“六腑”二字。
❷ 外:《太素》卷二十九《津液》作“水”。
❸ 果:《甲乙经》卷一第三作“裹”。为是。
❹ 然:《太素》卷二《六气》无“然”字。

两神相搏，合而成形，常先身生，是谓精。何谓气？岐伯曰：上焦开发[1]，宣五谷味，熏肤、充身、泽毛，若雾露之溉，是谓气。何谓津？岐伯曰：腠理发泄，汗出溱溱[2]，是谓津。何谓液？岐伯曰：谷入气满，淖泽注于骨，骨属屈伸，泄[3]泽，补益脑髓，皮肤润泽，是谓液。何谓血？岐伯曰：中焦受气取汁，变化而赤，是谓血。何谓脉？岐伯曰：壅遏营气，令无所避，是谓脉。

黄帝曰：六气者，有余不足，气之多少，脑髓之虚实，血脉之清浊，何以知之？岐伯曰：精脱者，耳聋；气脱者，目不明；津脱者，腠理开，汗大泄；液脱者，骨属屈伸不利，色夭，脑髓消，胫酸，耳数[4]鸣；血脱者，色白，夭然不泽；脉脱者[5]，其脉空虚。此其候也。

黄帝曰：六气者，贵贱何如？岐伯曰：六气者，各有部主也，其贵贱善恶，可为常主，然五谷与胃为大海也。

肠胃第三十一

黄帝问于伯高曰：余愿闻六腑传谷者，肠胃之小大、长短、受谷之多少奈何？伯高曰：请尽言之。谷所从出

---

❶ 开发:《太素》卷十三《肠度》无“开发”二字。

❷ 溱溱（zhēnzhēn 真真）：汗出多貌。又《甲乙经》卷一第十二、《太素》卷二《六气》作“腠理”。

❸ 泄:《太素》卷二《顺养》作“光”。

❹ 数:《太素》卷二《六气》无“数”字。当删。

❺ 脉脱者：此三字原脱，据《甲乙经》卷一第十二补。

入、浅深、远近、长短之度：唇至齿长九分，口广二寸半。齿以后至会厌深三寸半，大容五合。舌重十两，长七寸，广二寸半。咽门重十两，广一寸半，至胃长一尺六寸。胃纡曲屈，伸之长二尺六寸，大一尺五寸，径五寸，大容三斗五升。小肠后附脊，左环回周叠积，其注于回肠者，外附于脐上，回运环[1]十六曲，大二寸半，径八分分之少半，长三丈二尺。回肠当脐，右[2]环回周叶积而下，回运环反十六曲，大四寸，径一寸寸之少半，长二丈一尺。广肠传[3]脊，以受回肠，左环叶脊[4]上下，辟大八寸，径二寸寸之大半，长二尺八寸。肠胃所入至所出，长六丈四寸四分，回曲环反三十二曲也。

平人绝谷第三十二

黄帝曰：愿闻人之不食，七日而死何也？伯高曰：臣请言其故。胃大一尺五寸，径五寸，长二尺六寸，横屈，受水谷三斗五升，其中之谷常留二斗，水一斗五升而满。上焦泄气，出其精微，慓悍滑疾，下焦下溉诸肠。小肠大

---

[1] 环:《太素》卷十三《肠度》、《甲乙经》卷二第七、《千金要方》卷十四第一“环”下有“反”字。

[2] 右：原作“左”，据《素问·奇病论》王冰注引本书、《难经·四十二难》、《千金要方》卷十八第一改。

[3] 传:《太素》卷十三《肠度》作“傅”,《素问·奇病论》王冰注引本书作“附”。作“傅”义顺。

[4] 脊:《甲乙经》卷二第七、《太素》卷十三《肠度》、《素问·奇病论》王冰注引本书并作“积”。《释名》：脊，“积也。积续骨节，脉络上下也。”作“积”为是，当改。

二寸半，径八分分之少半，长三丈二尺，受谷二斗四升，水六升三合合之大半。回肠大四寸，径一寸寸之少半，长二丈一尺，受谷一斗，水七升半。广肠大八寸，径二寸寸之大半，长二尺八寸，受谷九升三合八分合之一。肠胃之长，凡五丈八尺四寸，受水谷九斗二升一合合之大半，此肠胃所受水谷之数也。

平人则不然，胃满则肠虚，肠满则胃虚，更虚更满，故气得上下，五脏安定，血脉和利，精神乃居。故神者，水谷之精气也。故肠胃之中，当[1]留谷二斗，水一斗五升。故平人日再后，后[2]二升半，一日中五升，七日五七三斗五升，而留[3]水谷尽矣。故平人不食饮七日而死者，水谷精气[4]津液皆尽故也。

海论第三十三

黄帝问于岐伯曰：余闻刺法于夫子，夫子之所言，不离于营卫血气。夫十二经脉者，内属于腑脏，外络于肢节，夫子乃合之于四海乎？岐伯答曰：人亦有四海、十二经水。经[5]水者，皆注于海。海有东西南北，命曰四海。黄帝曰：以人应之奈何？岐伯曰：人有髓海，有血海，有

[1] 当:《甲乙经》卷二第七、《太素》卷十三《肠度》作“常”。
[2] 后:《难经·四十三难》作“一行”。
[3] 留:《难经·四十三难》无“留”字。
[4] 精气:《难经·四十三难》无“精气”二字。
[5] 经:《太素》卷五《四海合》“经”上有“十二”二字。

气海，有水谷之海，凡此四者，以应四海也。

黄帝曰：远乎哉！夫子之合人天地四海也，愿闻应之奈何？岐伯答曰：必先明知阴阳表里荥输所在，四海定矣。

黄帝曰：定之奈何？岐伯曰：胃者为❶水谷之海，其输上在气街，下至三里。冲脉者为十二经之海，其输上在于大杼，下出于巨虚之上下廉。膻中者为气之海，其输上在于柱骨之上下，前在于人迎。脑为髓之海，其输上在于其盖，下在风府。

黄帝曰：凡此四海者，何利何害？何生何败？岐伯曰：得顺者生，得逆者败，知调者利，不知调者害。

黄帝曰：四海之逆顺奈何？岐伯曰：气海有余，则气满胸中，悗❷息面赤；气海不足，则气少不足以言。血海有余，则常想其身大，怫然不知其所病；血海不足，则常想其身小，狭然不知其所病。水谷之海有余，则腹满；水谷之海不足，则饥不受谷食。髓海有余，则轻劲多力，自过其度；髓海不足，则脑转耳鸣，胫酸眩冒，目无所见，懈怠安卧。

黄帝曰：余已闻逆顺，调之奈何？岐伯曰：审守其

---

❶ 为：原脱，据《甲乙经》卷一第八、《太素》卷五《四海合》、《素问·平人气象论》王冰注引本书补，以与文例合。

❷ 悗：《太素》卷五《四海合》作“急”。

输，而调其虚实，无犯其害，顺者得复，逆者必败。黄帝曰：善。

五乱第三十四

黄帝曰：经脉十二者，别为五行，分为四时，何失而乱？何得而治？岐伯曰：五行有序，四时有分，相顺则治，相逆则乱。

黄帝曰：何谓相顺❶？岐伯曰：经脉十二者，以应十二月。十二月者，分为四时。四时者，春秋冬夏，其气各异，营卫相随，阴阳已❷和，清浊不相干，如是则顺之而治。

黄帝曰：何谓逆❸而乱？岐伯曰：清气在阴，浊气在阳，营气顺脉❹，卫气逆行，清浊相干，乱于胸中，是谓大悗。故气乱于心，则烦心密默，俯首静伏。乱于肺，则俯仰喘喝，接❺手以呼。乱于肠胃，则为霍乱。乱于臂胫，则为四厥。乱于头，则为厥逆，头重❻眩仆。

黄帝曰：五乱者，刺之有道乎？岐伯曰：有道以来，有道以去，审知其道，是谓身宝。黄帝曰：善。愿闻其

❶ 顺:《甲乙经》卷六第四“顺”后有“而治”二字。
❷ 已:《甲乙经》卷六第四作“相”。
❸ 逆:《甲乙经》卷六第四“逆”上有“相”字。
❹ 顺脉:《太素》卷十二《营卫气行》“顺”下有“行”字。疑“脉”字是衍文，与文例方合。
❺ 接:《甲乙经》卷六第四作“按”。
❻ 重:《甲乙经》卷六第四作“痛”。义胜。

道。岐伯曰：气在于心者，取之手少阴、心主之输。气在于肺者，取之手太阴荥、足少阴输。气在于肠胃者，取之[1]足太阴、阳明，不下者[2]，取之三里。气在于头者，取之天柱、大杼，不知，取足太阳荥输。气在于臂足，取之[3]先去血脉，后取其阳明、少阳之荥输。

黄帝曰：补泻奈何？岐伯曰：徐入徐出，谓之导气。补泻无形，谓之同精。是非有余不足也，乱气之相逆也。黄帝曰：允[4]乎哉道，明乎哉论，请著之玉版，命曰治乱也。

胀论第三十五

黄帝曰：脉之应于寸口，如何而胀？岐伯曰：其脉大坚[5]以涩者，胀也。黄帝曰：何以知脏腑之胀也？岐伯曰：阴为脏，阳为腑。

黄帝曰：夫气之令人胀也，在于血脉之中耶？脏腑之内乎？岐伯曰：三[6]者皆存焉，然非胀之舍也。黄帝曰：愿闻胀之舍。岐伯曰：夫胀者，皆在于脏腑之外，排脏腑

---

❶ 之:《甲乙经》卷六第四“之”下有“手”字，与文例合。
❷ 不下者:《太素》卷十二《营卫气行》无“不”字。“下者”属上“阳明”为句。杨上善注:“阳明之脉是胃本经，胃之上输在背，下输在三里也。”
❸ 取之:《甲乙经》卷六第四、《太素》卷十二《营卫气行》无“取之”二字。
❹ 允:《太素》卷十二《营卫气行》作“光”。
❺ 坚:《甲乙经》卷八第三作“直”。
❻ 三:《太素》卷二十九《胀论》、《甲乙经》卷八第三作“二”，与原校合。

而郭[1]胸胁，胀皮肤，故命曰胀。

黄帝曰：脏腑之在胸胁腹里之[2]内也，若匣匮之藏禁器也，各有次舍，异名而同处，一域之中，其气各异，愿闻其故。黄帝曰：未解其意，再问[3]。岐伯曰：夫胸腹，脏腑之郭也。膻中者，心主之宫城也[4]。胃者，太仓也。咽喉、小肠者，传送[5]也。胃之五窍者，闾里门户也。廉泉、玉英者，津液之道也。故五脏六腑者，各有畔界，其病各有形状。营气循脉，卫气逆[6]为脉胀；卫气并脉循分肉[7]为肤胀。三里而泻，近者一下，远者三下，无问虚实，工在疾泻。

黄帝曰：愿闻胀形。岐伯曰：夫心胀者，烦心短气，卧不安。肺胀者，虚满而喘咳。肝胀者，胁下满而痛引小腹。脾胀者，善哕，四肢烦悗[8]，体重不能胜衣[9]，卧不

---

❶ 郭:《甲乙经》卷八第三作“廓”。郭，通“廓”。
❷ 胸胁腹里之:《甲乙经》卷八第三无“胸胁腹里之”五字。《太素》卷二十九《胀论》“里”作“裹”。
❸ 黄帝曰未解其意再问:《太素》卷二十九《胀论》无此九字,《甲乙经》同，与《太素》合。疑是衍文。
❹ 心主之宫城也:《太素》卷二十九《胀论》作“主之宫也”。《甲乙经》卷八第三作“心主之中宫”。
❺ 送:《甲乙经》卷八第三作“道”。
❻ 卫气逆:《太素》卷二十九《胀论》无此三字,《甲乙经》卷三第八原注引本书同，与《太素》合。
❼ 脉循分肉:《甲乙经》卷八第三“脉”上有“血”字。“肉”字原脱，据《甲乙经》卷八第三注引本书补。
❽ 烦悗:《脉经》卷六第五、《太素》卷二十九《胀论》作“急”。义胜。
❾ 胜衣:《太素》卷二十九《胀论》、《甲乙经》卷八第三无“胜”字。《千金要方》卷十五第一校注“胜衣”作“收”。作“收”似是。

安[1]。肾胀者，腹满引背央央然[2]，腰髀痛。六腑胀：胃胀者，腹满，胃脘痛，鼻闻焦臭，妨于食，大便难。大肠胀者，肠鸣而痛濯濯[3]，冬日重感于寒，则飧泄不化。小肠胀者，少腹䐜胀，引腰[4]而痛。膀胱胀者，少腹满而气癃。三焦胀者，气满于皮肤中，轻轻[5]然而不坚。胆胀者，胁下痛胀，口中苦，善太息。凡此诸胀者，其道在一，明知逆顺，针数不失。泻虚补实，神去其室，致邪失正，真不可定，粗之所败，谓之夭命。补虚泻实，神归其室，久塞其空，谓之良工。

黄帝曰：胀者焉生？何因而有？岐伯曰：卫气之在身也，常然并脉循分肉，行有逆顺，阴阳相随，乃得天和，五脏更始[6]，四时循序，五谷乃化。然后厥气在下，营卫留止，寒气逆上，真邪相攻，两气相搏，乃合为胀也。黄帝曰：善。何以解惑？岐伯曰：合之于真，三合而得。帝曰：善。

黄帝问于岐伯曰：《胀论》言：无问虚实，工在疾泻，

---

❶ 卧不安:《脉经》卷六第五、《甲乙经》卷八第三、《太素》卷二十九《胀论》无此三字。疑衍。

❷ 央央然:《甲乙经》卷八第三作“怏怏然”,《太素》卷二十九《胀论》作“怏然”。

❸ 濯濯:《脉经》卷六第八、《千金要方》卷十八第一无“濯濯”二字。

❹ 腰:《脉经》卷六第四、《千金要方》卷十四第一并作“腹”。为是。

❺ 轻轻:《脉经》卷六第十一、《太素》卷二十九《胀论》、《甲乙经》卷八第三作“壳壳”。为是。

❻ 更始:《太素》卷二十九《胀论》“始”作“治”。《甲乙》卷八第三“更始”作“皆治”。

近者一下，远者三下。今有其三而不下者，其过焉在？岐伯对曰：此言陷于肉肓而中气穴者也。不中气穴则气内闭，针不陷肓则气不行，上[1]越中肉则卫气相乱，阴阳相逐[2]。其于胀也，当泻不泻，气故不下，三而不下[3]，必更其道，气下乃止，不下复始，可以万全，乌有殆者乎！其于胀也，必审其胗[4]，当泻则泻，当补则补，如鼓应桴，恶有不下者乎！

五癃津液别[5]第三十六

黄帝问于岐伯曰：水谷入于口，输于肠胃，其液别为五。天寒衣薄则为溺与气，天热[6]衣厚则为汗；悲哀气并则为泣；中热胃缓则为唾。邪气内逆，则气为之闭塞而不行，不行则为水胀，余知其然也，不知其何由生，愿闻其道。

岐伯曰：水谷皆入于口，其味有五，各注其海，津液各走其道。故三[7]焦出气，以温肌肉，充皮肤，为[8]津；

---

❶ 上:《太素》卷二十九《胀论》作“不”。
❷ 逐:《甲乙经》卷八第三作“逆”，义胜。逐，争逐也。
❸ 三而不下:《甲乙经》卷八第三无此四字。
❹ 胗:《太素》卷二十九《胀论》、《甲乙经》卷八第三并作“诊”。
❺ 五癃津液别:《甲乙经》卷一第十三篇名“津液五别”与本篇文末“津液五别”合。可参。
❻ 热:《甲乙经》卷一第十三作“暑”。
❼ 三:《甲乙经》卷一第十三、《太素》卷二十九《津液》作“上”。为是。
❽ 为:“为”后原有“其”字，据《甲乙经》卷一第十三、《太素》卷二十九《津液》删，以与文例合。

其流[1]而不行者，为液。天暑衣厚则腠理开，故汗出；寒留于分肉之间，聚沫则为痛。天寒则腠理闭，气湿[2]不行，水下留[3]于膀胱，则为溺与气。

五脏六腑，心为之主，耳为之听，目为之候，肺为之相，肝为之将，脾为之卫，肾为之主外[4]。故五脏六腑之津液，尽上渗于目，心悲气并则心系急，心系[5]急则肺[6]举，肺举则液上溢。夫心系与肺[7]，不能常举，乍上乍下，故咳[8]而泣出矣。

中热则胃中消谷，消谷则虫上下作，肠胃充郭故胃缓，胃缓则气逆，故唾出。

五谷之津液，和合而为膏者，内渗入于骨空，补益脑髓，而下流于阴股[9]。阴阳不和，则使液溢而下流于阴，髓液皆减而下，下过度则虚，虚故腰背痛而胫酸。

阴阳气道不通，四海闭塞，三焦不泻，津液不化，水谷并行肠胃之中，别于回肠，留于下焦，不得渗膀胱，则

❶ 流:《甲乙经》卷一第十三、《太素》卷二十九《津液》作“留”。
❷ 湿:《甲乙经》卷一第十三、《太素》卷二十九《津液》作“涩”。
❸ 留:《甲乙经》卷一第十三作“流”。留，通“流”，《庄子·天地》:“留动而生物。”
❹ 外:《太素》卷二十九《津液》作“水”。似是。
❺ 心系:《太素》卷二十九《津液》、《甲乙经》卷一第十三无“心系”二字。
❻ 肺:《太素》卷二十九《津液》、《甲乙经》卷一第十三“肺”下有“叶”字。
❼ 与肺:《太素》卷二十九《津液》“与”作“举”。《甲乙经》卷一第十三“与”作“急”，“肺”字属下读。义胜。
❽ 咳:《太素》卷二十九《津液》作“呿”。杨上善注:“呿者，泣出之时，引气张口也。”作“呿”是，与上下文义合。
❾ 股:《太素》卷二十九《津液》无“股”字，疑衍。

下焦胀，水溢则为水胀。此津液五别之逆顺也。

五阅五使第三十七

黄帝问于岐伯曰：余闻刺有五官五阅，以观五气。五气者，五脏之使也，五时[1]之副也。愿闻其五使当安出？岐伯曰：五官者，五脏之阅也。黄帝曰：愿闻其所出，令可为常。岐伯曰：脉出于气口，色见于明堂，五色更出，以应五时，各如其常，经气入脏，必当治里。

帝曰：善。五色独决于明堂乎？岐伯曰：五官已辨，阙庭必张，乃立明堂。明堂广大，蕃蔽见外，方壁高基，引垂居外，五色乃治，平博广大，寿中百岁。见此者，刺之必已，如是之人者，血气有余，肌肉坚致，故可苦已针。

黄帝曰：愿闻五官。岐伯曰：鼻者，肺之官也；目者，肝之官也；口唇者，脾之官也；舌者，心之官也；耳者，肾之官也。黄帝曰：以官何候？岐伯曰：以候五脏。故肺病者，喘息鼻胀[2]；肝病者，眦青；脾病者，唇黄；心病者，舌卷短，颧赤；肾病者，颧与颜黑。

黄帝曰：五脉安出，五色安见，其常色殆者如何？岐伯曰：五官不辨，阙庭不张，小其明堂，蕃蔽不见，又埤

---

[1] 五时：郭霭春认为："时"字疑误，应作"使"。"五使"与篇名合，可参。
[2] 胀：《甲乙经》卷一第四、周本作"张"。

其墙❶，墙下无基，垂角去外❷，如是者，虽平常殆，况加疾哉！

黄帝曰：五色之见于明堂，以观五脏之气，左右高下，各有形乎？岐伯曰：腑脏之在中也，各以次舍，左右上下，各如其度也。

逆顺肥瘦第三十八

黄帝问于岐伯曰：余闻针道于夫子，众多毕悉矣。夫子之道应若失，而据未有坚然者也，夫子之问学熟❸乎？将审察于物而心生之乎？岐伯曰：圣人之为道者，上合于天，下合于地，中合于人事，必有明法，以起度数，法式检押，乃后可传焉。故匠人不能释尺寸而意短长，废绳墨而起平木❹也，工人不能置规而为圆，去矩而为方。知用此者，固自然之物，易用之教，逆顺之常也。

黄帝曰：愿闻自然奈何❺？岐伯曰：临深决水，不用功力，而水可竭也；循掘决冲，而经可通也。此言气之滑涩，血之清浊，行之逆顺也。

❶ 埤（pí 皮）其墙：埤，通“卑”。低下。杨上善注：“鼻之明堂，基墙卑下。”
❷ 垂角去外：额角陷下，牙床外露，龂垂不能安置齿牙。垂，龂之边垂；角，指额角。
❸ 熟：《太素》卷二十二《刺法》杨上善注：“夫子所问所学从谁得乎？”杨上善注“熟”为“谁”，“谁”后应有“得”字。《韵会》：“熟，本作孰。后人加火，而孰但为谁孰字矣。”
❹ 平木：《太素》卷二十二《刺法》作“水平”
❺ 自然奈何：《甲乙经》卷五第六作“针道自然”。

黄帝曰：愿闻人之白黑、肥瘦、小[1]长，各有数乎？岐伯曰：年质壮大，血气充盈，肤革坚固，因加以邪，刺此者，深而留之。此肥人也。广肩腋，项肉薄，厚皮而黑色，唇临临[2]然，其血黑以浊，其气涩以迟，其为人也，贪于取与，刺此者，深而留之，多益其数也。

黄帝曰：刺瘦人奈何？岐伯曰：瘦人者，皮薄色少，肉廉廉[3]然，薄唇轻言，其血清气滑，易脱于气，易损于血，刺此者，浅而疾之。

黄帝曰：刺常人奈何？岐伯曰：视其白黑，各为调之，其端正敦厚者，其血气和调，刺此者，无失常数也。

黄帝曰：刺壮士真骨者奈何？岐伯曰：刺壮士真骨，坚肉缓节监监[4]然，此人重则气涩血浊，刺此者，深而留之，多益其数；劲则气滑血清，刺此者，浅而疾之。

黄帝曰：刺婴儿奈何？岐伯曰：婴儿者，其肉脆血少气弱，刺此者，以豪刺[5]，浅刺而疾发针，日再可也。

黄帝曰：临深决水奈何？岐伯曰：血清气浊[6]，疾泻之，则气竭焉。黄帝曰：循掘决冲奈何？岐伯曰：血浊气

---

❶ 小:《甲乙经》卷五第六、《太素》卷二十二《刺法》作“少”。
❷ 临临：高貌；盈满。
❸ 廉廉：细弱貌。
❹ 监监:《甲乙经》卷五第六作“验验”。监监：明察；卓立不倚貌。监，通“鉴”。明察。《诗经·大雅·皇矣》:“监观四方，求民之莫。”
❺ 豪刺:《甲乙经》卷五第六、《太素》卷二十二《刺法》作“毫针”，与本书《九针十二原》合。为是。
❻ 浊:《太素》卷二十二《刺法》作“滑”。

涩，疾泻之，则经❶可通也。

黄帝曰：脉行之逆顺奈何？岐伯曰：手之三阴，从脏走手；手之三阳，从手走头；足之三阳，从头走足；足之三阴，从足走腹。

黄帝曰：少阴之脉独下行何也？岐伯曰：不然。夫冲脉者，五脏六腑之海也，五脏六腑皆禀焉。其上者，出于颃颡，渗诸阳，灌诸精❷；其下者，注少阴之大络，出于气街，循阴股内廉入腘中，伏行骭❸骨内，下至内踝之后属而别；其下者，并于少阴之经，渗三阴；其前者，伏行出跗属，下循跗，入大指间，渗诸络而温肌肉。故别络结则跗上不动，不动则厥，厥则寒矣。黄帝曰：何以明之？岐伯曰：以言导之，切而验之，其非必动，然后乃可明逆顺之行也。

黄帝曰：窘乎哉！圣人之为道也，明于日月，微于毫厘，其非夫子，孰能道之也。

血络论第三十九

黄帝曰：愿闻其奇邪而不在经者❹。岐伯曰：血络是也。黄帝曰：刺血络而仆者何也？血出而射者何也？血

---

❶ 经:《甲乙经》卷五第六作“气”。
❷ 精:《甲乙经》卷二第二作“阴”。
❸ 骭（gàn 干）:《太素》卷十《冲脉》作“胻”。
❹ 者:“者”下《甲乙经》卷一第十四有“何也”二字。义顺。

少[1]黑而浊者何也？血出清而半为汁者何也？发针而肿者何也？血出若多若少而面色苍苍者何也？发针而面色不变而烦悗者何也？多出血而不动摇者何也？愿闻其故。

岐伯曰：脉气盛而血虚者，刺之则脱气，脱气则仆。血气俱盛而阴气多[2]者，其血滑，刺之则射；阳气蓄积，久留而不泻者，其血黑以浊，故不能射。新饮而液渗于络，而未合和于血也，故血出而汁别焉；其不新饮者，身中有水，久则为肿。阴气积于阳，其气因于络，故刺之血未出而气先行，故肿。阴阳之气，其新相得而未和合，因而泻之，则阴阳俱脱，表里相离，故脱色而[3]苍苍然。刺之血出多[4]，色不变而烦悗者，刺络而[5]虚经，虚经之属于阴者，阴[6]脱故烦悗。阴阳相得而合为痹者，此为内溢于经，外注于络，如是者，阴阳俱有余，虽多出血而弗能虚也。

黄帝曰：相之奈何？岐伯曰：血脉者盛，坚横以赤，

---

❶ 少:《甲乙经》卷一第十四、《太素》卷二十三《量络刺》作“出”，与文例合，为是。
❷ 阴气多:“阴”应作“阳”，杨上善注:“阳气多者其血滑，刺之血射。此为阴气多者，阴多为涩，故阴字错也。”
❸ 而:《太素》卷二十三《量络刺》作“面”。按上文帝问作“而面”，此似脱一“面”字。
❹ 刺之血出多:《甲乙经》卷一第十四无“血出多”三字，“刺之”属下读。
❺ 而:《太素》卷二十三《量络刺》作“中”。义胜。
❻ 阴:《甲乙经》卷一第十四“阴”后有“气”字。

上下无常[1]处，小者如针，大者如箸，刺[2]而泻之万全也，故无失数矣。失数而反，各如其度。

黄帝曰：针入而肉著者何也？岐伯曰：热气因于针则针[3]热，热则肉著于针，故坚焉。

阴阳清浊第四十

黄帝曰：余闻十二经脉，以应十二经水[4]者，其五色各异，清浊不同，人之血气若一，应之奈何？岐伯曰：人之血气苟能若一，则天下为一矣，恶有乱者乎？

黄帝曰：余问一人，非问天下之众。岐伯曰：夫一人者亦有乱气，天下之众，亦有乱人[5]，其合为一耳。

黄帝曰：愿闻人气之清浊。岐伯曰：受谷者浊，受气者清。清者注阴，浊者注阳。浊而清者，上出于咽；清而浊者，则下行[6]。清浊相干，命曰乱气。

黄帝曰：夫阴清而阳浊，浊者[7]有清，清者有浊，清浊[8]别之奈何？岐伯曰：气之大别，清者上注于肺，浊者

---

❶ 常：《太素》卷二十三《量络刺》无“常”字。
❷ 刺：原作“则”，据《甲乙经》卷一第十四改。
❸ 针：《甲乙经》卷一第十四无“针”字。
❹ 十二经水：此下《太素》卷十二《营卫气行》重此四字。
❺ 人：《太素》卷十二《营卫气行》作“气”。
❻ 行：《甲乙经》卷一第十二“行”后有“于胃”二字。义胜。
❼ 者：《甲乙经》卷一第十二作“中”。下文“者”字同。
❽ 清浊：《甲乙经》卷一第十二、《太素》卷十二《营卫气行》无“清浊”二字。

下走[1]于胃。胃之清气，上出于口；肺之浊气，下注于经，内积于海。

黄帝曰：诸阳皆浊，何阳浊[2]甚乎？岐伯曰：手太阳独受阳之浊，手太阴独受阴之清。其清者上走空窍，其浊者下行诸经。诸阴皆清，足太阴独受其浊。

黄帝曰：治之奈何？岐伯曰：清者其气滑，浊者其气涩，此气之常也。故刺阴[3]者，深而留之；刺阳[4]者，浅而疾之；清浊相干者，以数调之也。

[1] 走:《甲乙经》卷一第十二、《太素》卷十二《营卫气行》作“流”。
[2] 浊:《甲乙经》卷一第十二、《太素》卷十二《营卫气行》作“独”。
[3] 刺阴:《太素》卷十二《营卫气行》作“刺阳”。为是。
[4] 刺阳:《太素》卷十二《营卫气行》作“刺阴”。为是。

卷之七

阴阳系日月第四十一

黄帝曰：余闻天为阳，地为阴，日为阳，月为阴，其合之于人奈何？岐伯曰：腰以上为天，腰以下为地，故天为阳，地为阴。故足之十二经脉，以应十二月，月生于水，故在下者为阴。手之十指，以应十日，日主火[1]，故在上者为阳。

黄帝曰：合之于脉奈何？岐伯曰：寅者正月之生阳也，主左足之少阳；未者六月，主右足之少阳。卯者二月，主左足之太阳；午者五月，主右足之太阳。辰者三月，主左足之阳明；巳者四月，主右足之阳明，此两阳合于前[2]，故曰阳明。申者七月之生阴也，主右足之少阴；

❶ 日主火:《太素》卷五《阴阳合》作“日生于火”，与上文“月生于水”相合。

❷ 合于前:《素问·阴阳类论》王冰注引本书作“合明”。

丑者十二月，主左足之少阴。酉者八月，主右足之太阴；子者十一月，主左足之太阴。戌者九月，主右足之厥阴；亥者十月，主左足之厥阴，此两阴交[1]尽，故曰厥阴。

甲主左手之少阳，己主右手之少阳。乙主左手之太阳，戊主右手之太阳。丙主左手之阳明，丁主右手之阳明，此两火并合，故为阳明。庚主右手之少阴，癸主左手之少阴。辛主右手之太阴，壬主左手之太阴。

故足之阳者，阴中之少阳也；足之阴者，阴中之太阴也；手之阳者，阳中之太阳也；手之阴者，阳中之少阴也。腰以上者为阳，腰以下者为阴。

其于五脏也，心为阳中之太阳，肺为阳[2]中之少阴，肝为阴中之少阳，脾为阴中之至阴，肾为阴中之太阴。

黄帝曰：以治之奈何？岐伯曰：正月、二月、三月，人气在左，无刺左足之阳；四月、五月、六月，人气在右，无刺右足之阳；七月、八月、九月，人气在右，无刺右足之阴，十月、十一月、十二月，人气在左，无刺左足之阴。

黄帝曰：五行以东方为甲乙木，王春，春者苍色，主肝，肝者足厥阴也。今乃以甲为左手之少阳，不合于数，

---

❶ 交:《素问·阴阳类论》王冰注引本书作“俱”。
❷ 阳：原作“阴”，据《太素》卷五《阴阳合》改，与本书《九针十二原》“阳中之少阴肺也”相合。

何也？岐伯曰：此天地之阴阳也，非四时五行之以次行也。且夫阴阳者，有名而无形，故数之可十，离之可百，散之可千，推之可万，此之谓也。

病传第四十二

黄帝曰：余受九针于夫子，而私览于诸方，或有导引行气、乔[1]摩、灸熨、刺焫、饮药之一者，可独守耶，将尽行之乎？岐伯曰：诸方者，众人之方也，非一人之所尽行也。

黄帝曰：此乃所谓守一勿失，万物毕者也。今[2]余已闻阴阳之要，虚实之理，倾移之过，可治之属，愿闻病之变化，淫传绝败而不可治者，可得闻乎？岐伯曰：要乎哉问！道，昭乎其如日[3]醒，窘乎其如夜瞑，能被[4]而服之，神与俱成，毕将服之，神自得之，生神之理，可著于竹帛，不可传于子孙。

黄帝曰：何谓日醒？岐伯曰：明于阴阳，如惑之解，如醉之醒。黄帝曰：何谓夜瞑？岐伯曰：喑乎其无声，漠乎其无形，折毛发理，正气横倾，淫邪泮衍[5]，血脉传

---

❶ 乔:《甲乙经》卷六第十作“按”。
❷ 今:《甲乙经》卷六第十无“今”字。
❸ 日:《甲乙经》卷六第十作“旦”。
❹ 被：通“披”。屈原《九歌·国殇》:“操吴戈兮被衣甲。”
❺ 泮衍：散溢。

溜[1]，大[2]气入脏，腹痛下淫，可以致死，不可以致生。

黄帝曰：大气入脏奈何？岐伯曰：病先发于心，一日而之肺，三日而之肝，五日而之脾，三日不已死。冬夜半，夏日中。

病先发于肺，三日而之肝，一日而之脾，五日而之胃，十日不已死。冬日入，夏日出。

病先发于肝，三日而之脾，五日而之胃，三日而之肾，三日不已死。冬日入，夏早食。

病先发于脾，一日而之胃，二日而之肾，三日而之膂膀胱，十日不已死。冬人定，夏晏食。

病先发于胃，五日而之肾，三日而之膂膀胱，五日而上之心，二日不已死。冬夜半，夏日昳[3]。

病先发于肾，三日而之膂膀胱，三日而上之心，三日而之小肠，三[4]日不已死。冬大晨[5]，夏早[6]晡。

病先发于膀胱，五日而之肾，一日而之小肠，一日而之心，二日不已死。冬鸡鸣，夏下晡[7]。

---

❶ 溜:《甲乙》卷六第十作“留”。
❷ 大:《素问·标本病传论》新校正引本书作“夫”。下文“夫”同。
❸ 昳（dié 叠）：日过午偏西。
❹ 三:《脉经》卷六第九、《千金要方》卷十九第一并作“四”。
❺ 晨:《脉经》卷六第九作“食”。
❻ 早:《脉经》卷六第九、《甲乙经》卷六第一、《千金要方》卷十九第一作“晏”。为是。
❼ 下晡:《脉经》卷六第十校注、《千金要方》卷二十第一原校注作“日夕”。晡，申时，即午后三时至五时。

诸病以次相传，如是者皆有死期，不可刺也。间一脏及二[1]、三、四脏者，乃可刺也。

淫邪发梦第四十三

黄帝曰：愿闻淫邪泮衍奈何？岐伯曰：正[2]邪从外袭内，而未有定舍，反[3]淫于脏，不得定处，与营卫俱行，而与魂魄飞扬，使人卧不得安而喜梦。气淫于腑，则有余于外，不足于内；气淫于脏，则有余于内，不足于外。

黄帝曰：有余不足有形乎？岐伯曰：阴气[4]盛，则梦涉大水而恐惧；阳气盛，则梦大火而燔焫；阴阳俱盛，则梦相杀。上盛则梦飞，下盛则梦堕。甚饥则梦取[5]，甚饱则梦予。肝气盛则梦怒；肺气盛则梦恐惧、哭泣、飞扬；心气盛则梦善笑、恐畏；脾气盛则梦歌乐，身体重不举；肾气盛则梦腰脊两解不属。凡此十二盛者，至而泻之，立已。

厥气客于心，则梦见丘山烟火；客于肺，则梦飞扬，见金铁之奇物；客于肝，则梦见山林树木；客于脾，则梦见丘陵大泽，坏屋风雨；客于肾，则梦临渊，没居水中；客于膀胱，则梦游行；客于胃，则梦饮食；客于大肠，则

---

[1] 二:《素问·标本病传论》作“至”。
[2] 正:《病源》卷四《虚劳喜梦候》无。
[3] 反:《千金要方》卷一《序例诊候》第四作“及”。
[4] 气:《素问·脉要精微论》、《太素》卷十四《四时诊脉》无。后同。
[5] 取:《病源》卷四《虚劳喜梦候》作“卧”。

梦田野；客于小肠，则梦聚邑冲[1]衢；客于胆，则梦斗讼自刳[2]；客于阴器[3]，则梦接内；客于项，则梦斩首；客于胫，则梦行走而不能前，及[4]居深地窌苑[5]中；客于股肱，则梦礼节拜起[6]；客于胞脜[7]，则梦溲便。凡此十五不足者，至而补之，立已也。

顺气一日分为四时第四十四

黄帝曰：夫百病之所始生者，必起于燥湿寒暑风雨，阴阳喜怒，饮食居处，气合而有形，得脏而有名，余知其然也。夫百病者，多以旦慧、昼安、夕加、夜甚，何也？岐伯曰：四时之气使然。

黄帝曰：愿闻四时之气。岐伯曰：春生、夏长、秋收、冬藏，是气之常也，人亦应之。以一日分为四时，朝则为春，日中为夏，日入为秋，夜半为冬。朝则人气始生，病气衰，故旦慧；日中人气长，长则胜邪，故安；夕则人气始衰，邪气始生，故加；夜半人气入脏，邪气独居于身，故甚也。

黄帝曰：其时有反者何也？岐伯曰：是不应四时之

---

❶ 冲：《脉经》卷六第四作“街”。
❷ 自刳（kū 枯）：《脉经》卷六第二无“自刳”二字。刳，剖开，挖空。
❸ 器：《病源》卷四《虚劳喜梦候》无“器”字。可参。
❹ 及：《病源》卷四《虚劳喜梦候》作“又”。
❺ 窌苑：《病源》卷四《虚劳喜梦候》无“窌苑”二字。
❻ 起：《甲乙经》卷六第八、《千金要方》卷一《序例诊候》作“跪”。
❼ 脜（zhí 直）：肥肠。

气，脏独主其病者，是必以脏气之所不胜时者甚，以其所胜时者起也。

黄帝曰：治之奈何？岐伯曰：顺天之时，而病可与期。顺者为工，逆者为粗。

黄帝曰：善。余闻刺有五变，以主五输，愿闻其数。岐伯曰：人有五脏，五脏有五变，五变有五输，故五五二十五输，以应五时。

黄帝曰：愿闻五变。岐伯曰：肝为牡脏，其色青，其时春，其音角，其味酸，其日甲乙。心为牡脏，其色赤，其时夏，其日丙丁，其音徵，其味苦。脾为牝脏，其色黄，其时长夏，其日戊己，其音宫，其味甘。肺为牝脏，其色白，其音商，其时秋，其日庚辛，其味辛。肾为牝脏，其色黑，其时冬，其日壬癸，其音羽，其味咸。是为五变。

黄帝曰：以主五输奈何？岐伯曰：脏主冬，冬刺井[1]；色主春，春刺荥[2]；时主夏，夏刺输[3]；音主长夏，长夏刺经；味主秋，秋刺合。是谓五变以主五输。

黄帝曰：诸原安合，以致六输？岐伯曰：原独不应五时，以经合之，以应其数，故六六三十六输。

---

❶ 井:《难经·七十四难》作“合”。
❷ 荥:《难经·七十四难》作“井”。
❸ 输:《难经·七十四难》作“荥”。

黄帝曰：何谓脏主冬，时主夏，音主长夏，味主秋，色主春？愿闻其故。岐伯曰：病在脏者，取之井；病变于色者，取之荥；病时间时甚者，取之输；病变于音者，取之经；经满而血者，病在胃及以饮食不节得病者，取之于合，故命曰味主合。是谓五变❶也。

外揣第四十五

黄帝曰：余闻《九针》九篇，余亲授❷其调，颇得其意。夫九针者，始于一而终于九，然未得其要道也。夫九针者，小之则无内，大之则无外，深不可为下，高不可为盖，恍惚无穷，流溢无极，余知其合于天道、人事、四时之变也，然余愿杂之毫毛❸，浑束为一，可乎？岐伯曰：明乎哉问也！非独针道焉，夫治国亦然。

黄帝曰：余愿❹闻针道，非国事也。岐伯曰：夫治国者，夫惟道焉，非道，何可小大深浅杂合而为一乎？

黄帝曰：愿卒闻之。岐伯曰：日与月焉，水与镜焉，鼓与响焉。夫日月之明，不失其影；水镜之察，不失其形；鼓响之应，不后其声。动摇则应和，尽得其情。

---

❶ 变：周本作“病”。义胜。
❷ 授：《太素》卷十九《知要道》“授”作“受”。授，通“受”，《韩非子·难二》：“惠公没，文公授之。”
❸ 愿杂之毫毛：《太素》卷十九《知要道》“愿”下有“闻”字。《甲乙经》卷五第七无“杂之毫毛”四字。
❹ 愿：《太素》卷十九《知要道》无“愿”字。

黄帝曰：窘乎哉！昭昭之明不可蔽。其不可蔽[1]，不失阴阳也。合而察之，切而验之，见而得之，若清水明镜之不失其形也。五音不彰，五色不明，五脏波荡，若是则内外相袭，若鼓之应桴，响之应声，影之似形。故远者司外揣内，近者司内揣外，是谓阴阳之极，天地之盖，请藏之灵兰之室，弗敢使泄也。

五变第四十六

黄帝问于少俞曰：余闻百疾之始期也，必生于风雨寒暑，循毫毛而入腠理，或复还，或留止，或为风肿汗出，或为消瘅，或为寒热，或为留痹，或为积聚，奇邪淫溢，不可胜数，愿闻其故。夫同时得病，或病此，或病彼，意者天之为人生风乎，何其异也？少俞曰：夫天之生风者，非以私百姓也，其行公平正直，犯者得之，避者得无殆，非求人而人自犯之。

黄帝曰：一时遇风，同时得病，其病各异，愿闻其故。少俞曰：善乎哉问！请论以比匠人。匠人磨斧斤、砺刀削斲材木，木之阴阳尚有坚脆，坚者不入，脆者皮弛，至其交节，而缺斤斧焉。夫一木之中，坚脆不同，坚者则刚，脆者易伤，况其材木之不同，皮之厚薄，汁之多少，而各异耶？夫木之早花先生叶者，遇春霜烈风，则花落而

[1] 蔽：《太素》卷十九《知要道》“蔽”下有“者”字。

叶萎；久曝大旱，则脆木薄皮者，枝条汁少而叶萎；久阴淫雨，则薄皮多汁者，皮溃而漉；卒风暴起，则刚脆之木，枝折杌伤；秋霜疾风，则刚脆之木，根摇而叶落。凡此五者，各有所伤，况于人乎！

黄帝曰：以人应木奈何？少俞答曰：木之所伤也，皆伤其枝，枝之刚脆而坚，未成伤也。人之有常病也，亦因其骨节皮肤腠理之不坚固者，邪之所舍也，故常为病也。

黄帝曰：人之善病风厥漉汗者❶，何以候之？少俞答曰：肉不坚，腠理疏，则善病风。黄帝曰：何以候肉之不坚也？少俞答曰：䐃❷肉不坚而无分理，理者粗理，粗理而皮不致者，腠理疏。此言其浑然者。

黄帝曰：人之善病消瘅者，何以候之？少俞答曰：五脏皆柔弱者，善病消瘅。黄帝曰：何以知五脏之柔弱也？少俞答曰：夫柔弱者，必有刚强，刚强多怒，柔者易伤也。黄帝曰：何以候柔弱之与刚强？少俞答曰：此人薄皮肤，而目坚固以深者，长衡❸直扬，其心刚，刚则多怒，怒则气上逆，胸中畜积，血气逆留，髋皮充肌❹，血脉不行，转而为热，热则消肌肤❺，故为消瘅。此言其人暴刚

❶ 厥漉汗者:《甲乙经》卷十第二上作“洒洒汗出者”。
❷ 䐃：原作“胭”，据《甲乙经》卷十第二上改。
❸ 衡：原作“冲”，形近致误，据《甲乙经》卷十一第六改，与本书《论勇》“长衡直扬”文例合。
❹ 髋皮充肌:《甲乙经》卷十一第六作“腹皮充胀”。
❺ 肤:《甲乙经》卷十一第六无“肤”字。

而肌肉弱者也。

黄帝曰：人之善病寒热者，何以候之？少俞答曰：小骨弱肉者，善病寒热。黄帝曰：何以候骨之小大，肉之坚脆，色之不一也？少俞答曰：颧骨者，骨之本也。颧大则骨大，颧小则骨小。皮肤薄而其肉无䐃，其臂懦懦然，其地色炱❶然，不与其天同色，污然独异，此其候也。然❷臂薄者，其髓不满，故善病寒热也。

黄帝曰：何以候人之善病痹者？少俞答曰：粗理而肉不坚者，善病痹。黄帝曰：痹之高下有处乎？少俞答曰：欲知其高下者，各视其部。

黄帝曰：人之善病肠中积聚者，何以候之？少俞答曰：皮肤薄而不泽，肉不坚而淖泽，如此则肠胃恶，恶则邪气留止，积聚乃伤❸；脾胃之间，寒温不次，邪气稍至，蓄积留止，大聚乃起。

黄帝曰：余闻病形，已知之矣，愿闻其时。少俞答曰：先立其年，以知其时。时高则起，时下则殆，虽不陷下，当年有冲通，其病必起，是谓因形而生病。五变之纪也。

---

❶ 炱（tái 台）：原作“殆”，《甲乙经》卷八第一上作“炲”。炲，古字，今字作“炱”。据改。形近致误。炱，烟气凝积而成的黑灰。

❷ 然：“然”后原有“后”字，据《甲乙经》卷八第一上删。

❸ 伤：《甲乙经》卷八第二作“作”。义胜。

本脏第四十七

黄帝问于岐伯曰：人之血气精神者，所以奉生而周于性命者也。经脉者，所以行血气而营阴阳，濡筋骨，利关节者也。卫气者，所以温分肉，充皮肤，肥腠理，司开[❶]阖者也。志意者，所以御精神，收魂魄，适寒温，和喜怒者也。是故血和则经脉流行，营覆阴阳，筋骨劲强，关节清[❷]利矣。卫气和则分肉解利，皮肤调柔，腠理致密矣。志意和则精神专直，魂魄不散，悔怒不起[❸]，五脏不受邪矣。寒温和则六腑化谷，风痹不作，经脉通利，肢节得安矣。此人之常平也。五脏者，所以藏精神血气魂魄者也。六腑者，所以化水谷而行津液者也。此人之所以具受于天也，愚无[❹]智贤不肖无以相倚也。然有其[❺]独尽天寿，而无邪僻之病，百年不衰，虽犯风雨卒寒大暑，犹有[❻]弗能害也。有其不离屏蔽室内，无怵惕之恐，然犹不免于病，何也？愿闻其故。

岐伯对曰：窘乎哉问也！五脏者，所以参天地，副阴阳，而连四时，化五节者也。五脏者，固有小大、高下、

❶ 开：原作“关”，据《素问·生气通天论》王冰注引本书改，以与下文“阖”字为对文。
❷ 清：《太素》卷六《五脏命分》作“滑”。义胜。
❸ 起：《太素》卷六《五脏命分》作“至”。
❹ 无：《太素》卷六《五脏命分》无“无”字。
❺ 有其：《太素》卷六《五脏命分》作“其有”。后同。
❻ 有：《太素》卷六《五脏命分》无“有”字。

坚脆、端正、偏倾者；六腑亦有小大、长短、厚薄、结直、缓急。凡此二十五者各不同，或善或恶，或吉或凶，请言其方。

心小则安，邪弗能伤，易伤以忧；心大则忧不能伤，易伤于邪。心高则满于肺中，悗而善忘，难开以言；心下则脏外，易伤于寒，易恐以言。心坚则脏安守固；心脆则善病消瘅热中。心端正则和利难伤；心偏倾则操持不一，无守司也。

肺小则❶少饮，不病喘喝；肺大则多饮，善病胸痹、喉痹❷、逆气。肺高则上气，肩息咳❸；肺下则居❹贲迫肺❺，善胁下痛。肺坚则不病咳❻上气；肺脆则苦❼病消瘅易伤。肺端正则和利难伤；肺偏倾则胸偏痛也。

肝小则脏❽安，无胁下之病；肝大则逼胃迫咽，迫咽则苦膈中，且胁下痛。肝高则上支贲，切❾胁悗，为息贲；肝下则逼❿胃，胁下空，胁下⓫空则易受邪。肝坚则

❶ 则:《灵枢识》:“以前后文例推之，肺小则下恐脱安字。”为是。
❷ 喉痹:《甲乙经》卷一第五无“喉痹”二字。
❸ 肩息咳:《太素》卷六《五脏命分》作“肩息欲咳”，似是。
❹ 居:《甲乙经》卷一第五作“逼”。
❺ 肺:《太素》卷六《五脏命分》作“肝”。
❻ 咳:《甲乙经》卷一第五“咳”下有“逆”字。
❼ 苦:《太素》卷六《五脏命分》作“善”。后同。
❽ 脏:《太素》卷六《五脏命分》、《甲乙经》卷一第五无“脏”字。后同。
❾ 切:《甲乙经》卷一第五作“加”。郭霭春认为“切”似应作“且”。“切”“且”声误。可参。
❿ 逼:《太素》卷六《五脏命分》作“安”。
⓫ 胁下:《甲乙经》卷一第五、《太素》卷六《五脏命分》无“胁下”二字。

脏安难伤；肝脆则善病消瘅易伤。肝端正则和利难伤；肝偏倾则胁下痛❶也。

脾小则脏安，难伤于邪也；脾大则苦凑胁而痛，不能疾行。脾高则胁引季胁而痛；脾下则下加于大肠，下加于大肠则脏苦受邪。脾坚则脏安难伤；脾脆则善病消瘅易伤。脾端正则和利难伤；脾偏倾则善满❷善胀也。

肾小则脏安难伤；肾大则善病腰痛，不可以俯仰，易伤以邪。肾高则苦背膂痛，不可以俯仰；肾下则腰尻痛，不可以俯仰，为狐疝。肾坚则不病腰背❸痛；肾脆则善病消瘅易伤。肾端正则和利难伤；肾偏倾则苦腰尻痛也。凡此二十五变者，人之所苦常病。

黄帝曰：何以知其然也？岐伯曰：赤色小理者心小，粗理者心大。无髃骬❹者心高，髃骬小短举者心下。髃骬长者心下❺坚，髃骬弱小以薄者心脆。髃骬直下不举者心端正，髃骬倚❻一方者心偏倾也。

---

❶ 痛：《甲乙经》卷一第五、《太素》卷六《五脏命分》"痛"上有"偏"字。下文同。

❷ 善满：《太素》卷六《五脏命分》"满"作"瘛"。《甲乙经》卷一第五"善满"作"瘛疭"。

❸ 背：《甲乙经》卷一第五、《千金要方》卷十九第一无"背"字。杨上善注同。

❹ 骬（yú 鱼）：《太素》卷六《五脏命分》、《甲乙经》卷一第五作"骭"。骭，同"骬"。

❺ 下：《甲乙经》卷一第五、《太素》卷六《五脏命分》无"下"字，与文例合。当删。

❻ 倚：《千金要方》卷十三第一作"向"。《甲乙经》卷一第五无"倚"字。

白色小理者肺小，粗理者肺大。巨肩反膺陷喉者肺高，合腋张胁者肺下。好肩背厚者肺坚，肩背薄者肺脆。背膺厚者[❶]肺端正，胁[❷]偏疏者肺偏倾也。

青色小理者肝小，粗理者肝大。广胸反骹[❸]者肝高，合胁兔骹[❹]者肝下。胸胁好者肝坚，胁骨弱者肝脆。膺腹好相得者肝端正，胁骨偏举者肝偏倾也。

黄色小理者脾小，粗理者脾大。揭唇者脾高，唇下纵者脾下。唇坚者脾坚，唇大而不坚者脾脆。唇上下好者脾端正，唇偏举者脾偏倾也。

黑色小理者肾小，粗理者肾大。高耳[❺]者肾高，耳后陷者肾下。耳坚者肾坚，耳薄不坚者肾脆。耳好前居牙车者肾端正，耳偏高者肾偏倾也。凡此诸变者，持则安，减则病也。

帝曰：善。然非余之所问也。愿闻人之有不可病者，至尽夭寿，虽有深忧大恐，怵惕[❻]之志，犹不能减[❼]也，甚寒大热，不能伤也；其有不离屏蔽室内，又无怵惕之恐，然不免于病者，何也？愿闻其故。岐伯曰：五脏六

❶ 背膺厚者：《太素》卷六《五脏命分》作“好肩膺者”。
❷ 胁：《甲乙经》卷一第五、《千金要方》卷十七第一作“膺”。
❸ 反骹（qiāo 敲）：骹，指胁骨。反骹，指胁骨隆起。
❹ 兔骹：指胁部低平，胁骨伏藏不见如兔。
❺ 高耳：《千金要方》卷十九第一乙作“耳高”，当乙正，与下“耳后”为对文。
❻ 怵惕：恐惧警惕。
❼ 减：《太素》卷六《五脏命分》、《甲乙经》卷一第五作“感”。

腑，邪之舍也，请言其故。五脏皆小者，少病，苦燋[1]心，大愁忧；五脏皆大者，缓于事，难使以忧。五脏皆高者，好高举措；五脏皆下者，好出人下。五脏皆坚者，无病；五脏皆脆者，不离于病。五脏皆端正者，和利得人心；五脏皆偏倾者，邪心而善盗，不可以为人，平[2]反复言语也。

黄帝曰：愿闻六腑之应。岐伯答曰：肺合大肠，大肠者，皮其应；心合小肠，小肠者，脉其应；肝合胆，胆者，筋其应；脾合胃，胃者，肉其应；肾合三焦膀胱，三焦膀胱者，腠理毫毛其应。

黄帝曰：应之奈何？岐伯曰：肺应皮。皮厚者大肠厚，皮薄者大肠薄，皮缓腹裹[3]大者大肠大[4]而长，皮急者大肠急而短，皮滑者大肠直，皮肉不相离者大肠结。

心应脉，皮厚者脉厚，脉厚者小肠厚；皮薄者脉薄，脉薄者小肠薄；皮缓者脉缓，脉缓者小肠大而长；皮薄而脉冲小者，小肠小而短；诸阳经脉皆多纡屈者，小肠结。

脾应肉，肉䐃坚大者胃厚，肉䐃么[5]者胃薄，肉䐃小

---

❶ 燋：《太素》卷六《五脏命分》、《甲乙经》卷一第五作“焦”。焦，通“燋”。燋（zhuó 灼），音义同“灼”。
❷ 平：《甲乙经》卷一第五作“卒”。丹波元简：“作卒为是。”
❸ 裹：原作“里”。据《千金要方》卷十八第一改。形近致误。《太素》卷六《脏腑应候》作“果”。下文“裹”同。
❹ 大：《甲乙经》卷一第五作“缓”，与下文“急”为对文。
❺ 么：微小。

而么者胃不坚，肉䐃不称身者胃下，胃下者，下管[1]约不利。肉䐃不坚者胃缓，肉䐃无小里累者胃急，肉䐃多少[2]裹累者胃结，胃结者，上管约不利也。

肝应爪，爪厚色黄者胆厚，爪薄色红者胆薄，爪坚色青者胆急，爪濡色赤者胆缓，爪直色白无约[3]者胆直，爪恶色黑多纹者胆结也。

肾应骨，密理厚皮者三焦膀胱厚，粗理薄皮者三焦膀胱薄，疏腠理[4]者三焦膀胱缓，皮急而无毫毛者三焦膀胱急，毫毛美而粗者三焦膀胱直，稀毫毛者三焦膀胱结也。

黄帝曰：厚薄美恶皆有形，愿闻其所病。岐伯答曰：视其外应，以知其内脏，则知所病矣。

---

❶ 管：通“脘”。
❷ 少：《甲乙经》卷一第五、《太素》卷六《脏腑应候》作“小”。为是。
❸ 无约：“约”疑“纹”之误，“无纹”与下文“多纹”相对。为是。
❹ 疏腠理：《甲乙经》卷一第五、《太素》卷六《脏腑应候》作“腠理疏”。

卷之八

禁服第四十八

雷公问于黄帝曰：细子得受业，通于《九针》六十篇，旦暮勤服之，近者编绝，久者简垢[❶]，然尚讽诵弗置，未尽解于意矣。《外揣》言浑束为一，未知所谓也。夫大则无外，小则无内，大小无极，高下无度，束之奈何？士之才力，或有厚薄，智虑褊浅[❷]，不能博大深奥，自强于学若[❸]细子。细子恐其散于后世，绝于子孙，敢问约之奈何？黄帝曰：善乎哉问也！此先师之所禁，坐私传之也，割臂歃血之[❹]盟也，子若欲得之，何不斋乎？

雷公再拜而起曰：请闻命于是也。乃斋宿三日而请

---

❶ 近者编绝，久者简垢:《太素》卷十四《人迎脉口诊》“久”作“远”。疑“近”与“久”互倒，应作“久者编绝，近者简垢”。杨上善注:“其简之书，远年者，编有断绝，其近年者，简生尘垢。”

❷ 褊浅：心地、见识等狭隘短浅。

❸ 若:《太素》卷十四《人迎脉口诊》“若”上有“未”字。当补。

❹ 之:《太素》卷十四《人迎脉寸口》作“为”。义胜。

曰：敢问今日正阳，细子愿以受盟。黄帝乃与俱入斋室，割臂歃血。黄帝亲❶祝曰：今日正阳，歃血传方，有敢背此言者，反❷受其殃。雷公再拜曰：细子受之。黄帝乃左握其手，右授之书，曰：慎之慎之，吾为子言之。

凡刺之理，经脉为始，营其所行，知其度量，内刺❸五脏，外刺❹六腑，审察卫气，为百病母，调其虚实，虚实乃止，泻其血络，血尽不殆矣。雷公曰：此皆细子之所以通，未知其所约也。黄帝曰：夫约方者，犹约囊也，囊满而弗约则输泄，方成弗约则神与弗❺俱。雷公曰：愿为下材者，勿满而约之。黄帝曰：未满而知约之以为工，不可以为天下师。

雷公曰：愿闻为工。黄帝曰：寸口主中，人迎主外，两者相应，俱往俱来，若引绳大小齐等，春夏人迎微大，秋冬寸口微大，如是者名曰平人。

人迎大一倍于寸口，病在足少阳；一倍而躁，在手少阳。人迎二倍，病在足太阳；二倍而躁，病在手太阳。人迎三倍，病在足阳明；三倍而躁，病在手阳明。盛则为热，虚则为寒，紧则为痛痹，代则乍甚乍间。盛则泻之，

❶ 亲：《太素》卷十四《人迎脉口诊》无“亲”字。
❷ 反：《太素》卷十四《人迎脉口诊》作“必”。
❸ 刺：《太素》卷十四《人迎脉口》作“次”。
❹ 外刺：本书《经脉》作“外别”，《太素》卷十四《人迎脉口诊》作“别其”，义同。为是。
❺ 与弗：《太素》卷十四《人迎脉口诊》作“弗与”。

虚则补之，紧痛则取之分肉，代则取血络且饮药，陷下则灸之，不盛不虚以经取之，名曰经刺。人迎四倍者，且大且数，名曰溢阳。溢阳为外格，死不治。必审按其本末，察其寒热，以验其脏腑之病。

寸口大于人迎一倍，病在足厥阴；一倍而躁，在手心主。寸口二倍，病在足少阴；二倍而躁，在手少阴。寸口三倍，病在足太阴；三倍而躁，在手太阴。盛则胀满，寒中，食不化；虚则热中，出糜❶，少气，溺色变。紧则痛痹，代则乍痛乍止。盛则泻之，虚则补之，紧则先刺而后灸之，代则取血络而后调❷之，陷下则徒灸之。陷下者，脉血结于中，中有著血，血寒故宜灸之。不盛不虚以经取之。寸口四倍者，名曰内关，内关者，且大且数，死不治。必审察其本末之寒温❸，以验其脏腑之病。

通其营输，乃可传于大数。大数曰：盛则徒泻之，虚则徒补之，紧则灸刺且饮药，陷下则徒❹灸之，不盛不虚以经取之。所谓经治者，饮药，亦曰❺灸刺，脉急则引，脉大❻以弱则欲安静，用力无劳也。

---

❶ 糜：原作“縻”，据《太素》卷十四《人迎脉口诊》、《甲乙经》卷四第一改。

❷ 后调:《太素》卷十四《人迎脉口诊》作“泄”。

❸ 必审察其本末之寒温:《甲乙经》卷四第一上作“必审按其本末，察其寒热”。

❹ 徒:《甲乙经》卷四第一上作“从”。

❺ 曰:《甲乙经》卷四第一上作“用”。

❻ 大:《太素》卷十四《人迎脉口诊》、《甲乙经》卷四第一上作“代”。

五色第四十九

雷公问于黄帝曰：五色独决于明堂乎？小子未知其所谓也。黄帝曰：明堂者鼻也，阙者眉间也，庭者颜也，蕃❶者颊侧也，蔽❷者耳门也，其间欲方大，去之十步，皆见于外，如是者，寿必中百岁。

雷公曰：五官之辨奈何？黄帝曰：明堂骨高以起，平以直，五脏次于中央，六腑挟其两侧，首面上于阙庭，王宫在于下极，五脏安于胸中，真色以致，病色不见，明堂润泽以清，五官恶得无辨乎？雷公曰：其不辨者，可得闻乎？黄帝曰：五色❸之见也，各出其色部。部❹骨陷者，必不免于病矣。其色部❺乘袭者，虽病甚，不死矣。雷公曰：官五色奈何？黄帝曰：青黑为痛，黄赤为热，白为寒，是谓五官。

雷公曰：病之益甚，与其方衰如何？黄帝曰：外内皆在焉。切其脉口，滑小紧以沉者，病益甚，在中；人迎气大紧以浮者，其病益甚，在外。其脉口浮滑者，病日进；人迎沉而滑者，病日损。其脉口滑以沉者，病日进，在内；其人迎脉滑盛以浮者，其病日进，在外。脉之浮沉及

❶ 蕃：通“藩”。篱笆。两颊侧，犹面之藩篱，故曰“藩”。
❷ 蔽：遮挡，屏障。耳门犹如屏障，故曰“蔽”。
❸ 五色：《甲乙经》卷一第十五“五色”上有“五脏”二字。
❹ 部：《甲乙经》卷一第十五“部”上有“其”字。
❺ 色部：《甲乙经》卷一第十五作“部色”，二字互倒，当乙正。

人迎与寸口气小大等者，病难已。病之在脏，沉而大者，易已，小为逆；病在腑，浮而大者，其病易已。人迎盛坚[1]者，伤于寒；气口盛紧者，伤于食。

雷公曰：以色言病之间甚奈何？黄帝曰：其色粗以明者为间[2]，沉夭者为甚，其色上行者病益甚，其色下行如云彻散者病方已。五色各有脏部，有外部，有内部也。色从外部走内部者，其病从外走内；其色从内走外者，其病从内走外。病生于内者，先治其阴，后治其阳，反者益甚。其病生于阳[3]者，先治其外[4]，后治其内[5]，反者益甚。其脉滑大以代而长者，病从外来，目有所见，志有所恶[6]，此阳气[7]之并也，可变而已[8]。

雷公曰：小子闻风者，百病之始也；厥逆者，寒湿之起也，别之奈何？黄帝曰：常候阙中，薄泽为风，冲浊为痹，在地为厥。此其常也，各以其色言其病。

---

❶ 坚:《太素》卷十四《人迎脉口诊》、《甲乙经》卷四第一上作“紧”。下文同。
❷ 者为间：三字原脱，据《甲乙经》卷一第十五补，“为间”与下文“为甚”为对文。
❸ 阳:《甲乙经》卷一第十五作“外”。
❹ 外:《甲乙经》卷一第十五作“阳”。
❺ 内:《甲乙经》卷一第十五作“阴”。
❻ 恶:《甲乙经》卷四第一上作“存”。
❼ 气:《甲乙经》卷四第一上无。
❽ 其脉滑大……可变而已：此三十一字，《甲乙经》卷四第一上在上文“气口盛紧者伤于食”之后。可参。

雷公曰：人[1]不病卒死，何以知之？黄帝曰：大气入于脏腑者，不病而卒死矣。雷公曰：病小愈而卒死者，何以知之？黄帝曰：赤色出两颧，大如母[2]指者，病虽小愈，必卒死。黑色出于庭，大如母指，必不病而卒死。

雷公再拜曰：善哉！其死有期乎？黄帝曰：察色以言其时。雷公曰：善乎！愿卒闻之。黄帝曰：庭者，首面也；阙上者，咽喉也；阙中者，肺也；下极者，心也；直下者，肝也；肝左者，胆也；下者，脾也；方上者，胃也；中央者，大肠也；挟大肠[3]者，肾也；当肾者，脐也；面王以上者，小肠也；面王以下者，膀胱子处也；颧者，肩也；颧后者，臂也；臂下者，手也；目内眦上者，膺乳也；挟绳而上者，背也；循牙车以下[4]者，股也；中央者，膝也；膝以下者，胫也；当胫以下者，足也；巨分者，股里也；巨屈者，膝膑也。此五脏六腑肢节之部也，各有部分。有部分[5]，用阴和阳，用阳和阴，当[6]明部分，万举万当，能别左右，是谓大道，男女异位，故曰阴阳，审察泽夭，谓之良工。

❶ 人:《甲乙经》卷一第十五、《千金翼方》卷二十五第一“人”下有“有”字。
❷ 母:《甲乙经》卷一第十五作“拇”。
❸ 挟大肠:《甲乙经》卷一第十五作“侠旁”。“侠旁”与上文“中央”为对。
❹ 下:《甲乙经》卷一第十五作“上”。为是。
❺ 有部分：疑此三字，蒙上文衍。当删。
❻ 当:《甲乙经》卷一第十五作“审”。

沉浊为内，浮泽[1]为外，黄赤为风，青黑为痛，白为寒，黄而膏润[2]为脓，赤甚者为血，痛甚为挛，寒甚为皮不仁。五色各见其部，察其浮沉，以知浅深；察其泽夭，以观成败；察其散抟，以知远近；视色上下，以知病处；积神于心，以知往今。故相气不微，不知是非，属意勿去，乃知新故。色明不粗，沉夭为甚；不明不泽，其病不甚。其色散，驹驹[3]然未有聚，其病散而气痛聚未成也。

肾乘心，心先病，肾为应，色皆如是。男子色在于面王，为小腹痛，下为卵痛，其圜[4]直为茎痛，高为本，下为首，狐疝㿉阴之属也。女子在于面王，为膀胱、子处之病，散为痛，抟为聚，方员[5]左右，各如其色形。其随而下至胝[6]为淫；有润如膏状，为暴食不洁。左为左，右为右，其色有邪，聚散而不端，面色所指者也。

色者，青黑赤白黄，皆端满有别乡。别乡赤者，其色亦[7]大如榆荚，在面王为不日。其色上锐，首空上向，下锐下向，在左右如法。以五色命脏，青为肝，赤为心，白为肺，黄为脾，黑为肾。肝合筋，心合脉，肺合皮，脾合

---

❶ 泽:《甲乙经》卷一第十五作“清”。“清”与上文“浊”为对文。
❷ 润:《甲乙经》卷一第十五作“泽”，下有“者”字。
❸ 驹驹：分散貌。
❹ 圜：同“圆”。
❺ 员：圆形。后作“圆”。
❻ 胝:《甲乙经》卷一第十五作“骶”。
❼ 亦:《甲乙经》卷一第十五作“亦赤”。

肉，肾合骨也。

论勇第五十

黄帝问于少俞曰：有人于此，并行并立，其年之长少等也，衣之厚薄均也，卒然遇烈风暴雨，或病或不病，或皆病❶，或皆不病❷，其故何也？少俞曰：帝问何急？黄帝曰：愿尽闻之。少俞曰：春青❸风，夏阳风，秋凉风，冬寒风。凡此四时之风者，其所病各不同形。

黄帝曰：四时之风，病人如何？少俞曰：黄色薄皮弱肉者，不胜春之虚风；白色薄皮弱肉者，不胜夏之虚风；青色薄皮弱肉，不胜秋之虚风；赤色薄皮弱肉，不胜冬之虚风也。

黄帝曰：黑色不病乎？少俞曰：黑色而皮厚肉坚，固不伤于四时之风。其皮薄而肉不坚、色不一者，长夏至而有虚风者病矣。其皮厚而肌肉坚者，长夏至而有虚风不病矣。其皮厚而肌肉坚者，必重感于寒，外内皆然乃病。黄帝曰：善。

黄帝曰：夫人之忍痛与不忍痛者，非勇怯之分也。夫勇士之不忍痛者，见难则前，见痛则止；夫怯士之忍痛

❶ 病:《甲乙经》卷六第五作“死”。
❷ 或皆不病:《甲乙经》卷六第五无此四字。
❸ 青:《甲乙经》卷六第五作“温”。与下文阳、凉、寒义不合，故据《甲乙经》卷六第五改。

者，闻难则恐，遇痛不动。夫勇士之忍痛者，见难不恐，遇痛不动。夫怯士之不忍痛者，见难与痛，目转面[1]盼，恐不能言，失气惊[2]，颜色变化，乍死乍生。余见其然也，不知其何由，愿闻其故。少俞曰：夫忍痛与不忍痛者，皮肤之薄厚、肌肉之坚脆缓急之分也，非勇怯之谓也。

黄帝曰：愿闻勇怯之所由然。少俞曰：勇士者，目深以固，长衡直扬，三焦理横，其心端直，其肝大以坚，其胆满以傍，怒则气盛而胸张，肝举而胆横，眦裂而目扬，毛起而面苍。此勇士之由然者也。

黄帝曰：愿闻怯士之所由然。少俞曰：怯士者，目大而不减，阴阳相失，其[3]焦理纵，䯏骭短而小，肝系缓，其胆不满而纵，肠胃挺，胁下空，虽方大怒，气不能满其胸，肝肺虽举，气衰复下，故不能久怒。此怯士之所由然者也。

黄帝曰：怯士之得酒，怒不避勇士者，何脏使然？少俞曰：酒者水谷之精，熟谷之液也，其气慓悍，其入于胃中则胃胀，气上逆满于胸中，肝浮胆横。当是之时，固比于勇士，气衰则悔。与勇士同类，不知避之，名曰酒悖也。

---

[1] 面：刘衡如："形近致误，详文义应改为而。"
[2] 惊：《类经》四卷第二十一"惊"后有"悸"字。
[3] 其：周本作"三"，与上文"三焦理横"相对。似是。

背腧第五十一

黄帝问于岐伯曰：愿闻五脏之腧出于背者。岐伯曰：胸中大腧在杼骨之端，肺腧在三椎[1]之旁[2]，心腧在五椎之旁，膈腧在七椎之旁，肝腧在九椎之旁，脾腧在十一椎之旁，肾腧在十四椎之旁，皆[3]挟脊相去三寸所，则欲得[4]而验之，按其处，应在中而痛解，乃其腧也。灸之则可，刺之则不可。气[5]盛则泻之，虚则补之。以火补者，毋吹其火，须自灭也。以火泻者，疾吹其火，传[6]其艾，须其火灭也。

卫气第五十二

黄帝曰：五脏者，所以藏精神魂魄者也。六腑者，所以受水谷而行化物者也。其气内于[7]五脏，而外络肢节。其浮气之不循经者为卫气，其精气之行于经者为营气，阴阳相随，外内相贯，如环之无端，亭亭淳淳[8]乎，孰能穷

❶ 椎：原作“焦”，据《素问·血气形志》王冰注改。《太素》卷十一《气穴》杨上善注引《九卷》、《甲乙经》卷三第八作“椎”，与王冰注合。后同。
❷ 旁：原作“间”，据《素问·血气形志篇》王冰注改。后同。
❸ 皆：《太素》卷十一《气穴》作“背”。
❹ 得：《太素》卷十一《气穴》无“得”字。
❺ 气：《甲乙经》卷三第八无。
❻ 传：《太素》卷十一《气穴》作“傅”。《甲乙经》卷三第八作“拊”。傅、拊义同。
❼ 于：《太素》卷第十《经脉标本》作“入于”。《甲乙经》卷二第四作“循于”。
❽ 亭亭淳淳：《太素》卷十《经脉标本》作“混乎”。混，通“浑”，大也，盛也。作“混乎”似是。

之。然其分别阴阳，皆有标本虚实所离之处。能别阴阳十二经者，知病之所生；候[1]虚实之所在者，能得病之高下；知六腑[2]之气街者，能知解结契绍[3]于门户；能知虚实[4]之坚软者，知补泻之所在；能知六经标本者，可以无惑于天下。

岐伯曰：博哉圣帝之论！臣请尽意悉言之。足太阳之本在跟以上五寸中，标在两络命门。命门者，目也。足少阳之本在窍阴之间，标在窗笼之前。窗笼者，耳也。足少阴之本在内踝下上三寸中，标在背腧与舌下两脉也。足厥阴之本在行间上五寸所，标在背腧也。足阳明之本在厉兑，标在人迎颊挟颃颡也。足太阴之本在中封前上四寸之中，标在背腧与舌本也。手太阳之本在外踝之后，标在命门之上一寸也。手少阳之本在小指次指之间上二寸，标在耳后上角、下外眦也。手阳明之本在肘骨中、上至别阳，标在颜下合钳上也。手太阴之本在寸口之中，标在腋内动[5]也。手少阴之本在锐骨之端，标在背腧也。手心主之本在掌后两筋之间二寸中，标在腋下下三寸也。凡候此

---

❶ 候:《太素》卷第十《经脉标本》"候"上有"知"字。当补。
❷ 腑:《甲乙经》卷二第四作"经"。义胜。
❸ 契绍：疏解或割开缠绕的绳索。契，割也，开也。绍，《说文解字注·糸部》:"紧纠也。紧者，缠丝急也；纠者，三合绳也。"
❹ 实：原作"石"，据《甲乙经》卷二第四、《太素》卷第十《经脉标本》改。
❺ 动:《甲乙经》卷二第四"动"下有"脉"字，当补。

者，下虚则厥，下盛则热[1]，上虚则眩，上盛则热痛。故实[2]者绝而止之，虚者引而起之。

请言气街：胸气有街，腹气有街，头气有街，胫气有街。故气在头者，止[3]之于脑。气在胸者，止之膺与背腧。气在腹者，止之背腧与冲脉于脐左右之动脉者。气在胫者，止之于气街与承山、踝上以[4]下。取此者用毫针，必先按而在久[5]，应于手，乃刺而予之。所治者，头痛眩仆，腹痛中满暴胀，及有新积。痛可移者，易已也；积不痛，难已也。

论痛第五十三

黄帝问于少俞曰：筋骨之强弱，肌肉之坚脆，皮肤之厚薄，腠理之疏密，各不同，其于针石火焫之痛何如？肠胃之厚薄、坚脆亦不等，其于毒药何如？愿尽闻之。少俞曰：人之骨强、筋弱[6]、肉缓、皮肤厚者耐痛，其于针石之痛、火焫亦然。黄帝曰：其耐火焫者，何以知之？少俞答曰：加以黑色而美骨者，耐火焫。黄帝曰：其不耐针石之痛者，何以知之？少俞曰：坚肉薄皮者，不耐针石之

❶ 热:《太素》卷十《经脉标本》“热”下有“痛”字。
❷ 实：原作“石”，据《甲乙经》卷二第四、《太素》卷十《经脉标本》改。
❸ 止:《甲乙经》卷二第四作“上”，原注:“一作止，下同。”
❹ 以:《太素》卷十《经脉标本》无“以”字，当删。
❺ 在久:《甲乙经》卷二第四作“久存之”。
❻ 弱:《甲乙经》卷六第十一作“劲”。

痛，于火焫亦然。

黄帝曰：人之病，或同时而伤，或易已，或难已，其故何如？少俞曰：同时而伤，其身多热者易已，多寒者难已。黄帝曰：人之胜毒，何以知之？少俞曰：胃厚、色黑、大骨及❶肥者，皆胜毒；故其瘦而薄胃者，皆不胜毒也。

天年第五十四

黄帝问于岐伯曰：愿闻人之始生，何气筑为基，何立而为楯❷，何失而死，何得而生？岐伯曰：以母为基，以父为楯，失神者死，得神者生也。黄帝曰：何者为神？岐伯曰：血气已和，荣卫已通，五脏已成，神气舍心，魂魄毕具，乃成为人。

黄帝曰：人之寿夭各不同，或夭寿，或卒死，或病久，愿闻其道。岐伯曰：五脏坚固，血脉和调，肌肉解利，皮肤致密，营卫之行不失其常，呼吸微徐，气以度行，六腑化谷，津液布扬，各如其常，故能长久。

黄帝曰：人之寿百岁而死，何以致之？岐伯曰：使道隧以长，基墙高以方，通调营卫，三部三里起，骨高肉满，百岁乃得终。

❶ 及：《甲乙经》卷六第十一作“肉”。
❷ 楯（shǔn 吮）：栏杆。

黄帝曰：其气之盛衰，以至其死，可得闻乎？岐伯曰：人生十岁，五脏始定，血气已通，其气在下，故好走。二十岁，血气始盛，肌肉方长，故好趋。三十岁，五脏大定，肌肉坚固，血脉盛满，故好步。四十岁，五脏六腑、十二经脉皆大盛以平定，腠理始疏，荣华颓落，发颇❶斑白，平盛不摇，故好坐。五十岁，肝气始衰，肝叶始薄，胆汁始减❷，目始不明。六十岁，心气始衰，苦忧悲，血气懈惰，故好卧。七十岁，脾气虚，皮肤枯❸。八十岁，肺气衰，魄离，故言善误。九十岁，肾气焦，四脏经脉空虚。百岁，五脏皆虚，神气皆去，形骸独居而终矣。

黄帝曰：其不能终寿而死者何如？岐伯曰：其五脏皆不坚，使道不长，空外以张，喘息暴疾，又卑基墙，薄脉少血，其肉不实❹，数中风寒❺，血气虚，脉❻不通，真邪相攻，乱而相引，故中寿而尽也。

逆顺第五十五

黄帝问于伯高曰：余闻气有逆顺，脉有盛衰，刺有大

---

❶ 颇:《太素》卷二《寿限》作“鬓”。义胜。
❷ 减：原作“灭”，据《甲乙经》卷六第十二、《太素》卷二《寿限》改。
❸ 枯:《甲乙经》卷六第十二“枯”下有“故四肢不举”四字。
❹ 实：原作“石”，据《太素》卷二《寿限》改。
❺ 寒:《太素》卷二《寿限》无“寒”字。
❻ 虚脉:《太素》卷二《寿限》无“虚脉”二字。

约，可得闻乎？伯高曰：气之逆顺者，所以应天地阴阳、四时五行也。脉之盛衰者，所以候血气之虚实有余不足。刺之大约者，必明知病之可刺，与其未可刺，与其已不可刺也。

黄帝曰：候之奈何？伯高曰：《兵法》曰：无迎逢逢❶之气，无击堂堂之阵。《刺法》曰：无刺熇熇❷之热，无刺漉漉❸之汗，无刺浑浑❹之脉，无刺病与脉相逆者。

黄帝曰：候其可刺奈何？伯高曰：上工刺其未生者也，其次刺其未盛❺者也，其次刺其已衰者也。下工刺其方袭者也，与其形之盛者也，与其病之与脉相逆者也。故曰：方其盛也，勿敢毁伤，刺其已衰，事必大昌。故曰：上工治未病，不治已病。此之谓也。

五味第五十六

黄帝曰：愿闻谷气有五味，其入五脏，分别奈何？伯高曰：胃者，五脏六腑之海也，水谷皆入于胃，五脏六腑皆禀气❻于胃。五味各走其所喜，谷味酸，先走肝；谷味苦，先走心；谷味甘，先走脾；谷味辛，先走肺；谷味

❶ 逢逢：盛多貌。
❷ 熇熇（hèhè 赫赫）：火势旺盛的样子。
❸ 漉漉：湿貌。形容汗出多的样子。
❹ 浑浑：纷乱貌。
❺ 盛：《甲乙经》卷五第一上作“成”。盛、成，义通。《释名》：“成，盛也。”
❻ 气：《太素》卷二《调食》无“气”字。

咸，先走肾。谷气津液已行，营卫大通，乃化糟粕，以次传下。

黄帝曰：营卫之行奈何？伯高曰：谷始入于胃，其精微者，先出于胃之两焦以溉五脏，别出两❶行营卫之道。其大气之抟❷而不行者，积于胸中，命曰气海，出于肺，循喉咽，故呼则出，吸则入。天地之精气，其大数常出三入一，故谷不入，半日则气衰，一日则气少矣。

黄帝曰：谷之五味，可得闻乎？伯高曰：请尽言之。五谷：粳米甘，麻❸酸，大豆咸，麦苦，黄黍辛。五果：枣甘，李酸，栗咸，杏苦，桃辛。五畜：牛甘，犬酸，猪咸，羊苦，鸡辛。五菜：葵甘，韭酸，藿咸，薤苦，葱辛。

五色：黄色宜甘，青色宜酸，黑色宜咸，赤色宜苦，白色宜辛。凡此五者，各有所宜。五宜❹：所言五色❺者，脾病者，宜食粳米饭、牛肉、枣、葵；心病者，宜食麦、羊肉、杏、薤；肾病者，宜食大豆黄卷❻、猪肉、栗、藿；肝病者，宜食麻、犬肉、李、韭；肺病者，宜食黄黍、鸡肉、桃、葱。

---

❶ 两:《甲乙经》卷六第九“两”下有“焦”字。
❷ 抟:《太素》卷二《调食》、《甲乙经》卷六第九作“搏”。抟，聚集。
❸ 麻:《素问·脏气法时论》作“小豆”。
❹ 五宜:《太素》卷二《调食》无“五宜”二字。
❺ 五色:《太素》卷二《调食》作“五宜”。
❻ 黄卷:《甲乙经》卷六第九无“黄卷”二字。

五禁：肝病禁辛，心病禁咸，脾病禁酸，肾病禁甘，肺病禁苦[1]。

肝色青，宜食甘，粳米饭、牛肉、枣、葵[2]皆甘；心色赤，宜食酸，犬[3]肉、麻[4]、李、韭[5]皆酸；脾色黄，宜食咸，大豆、豕肉、栗、藿[6]皆咸；肺色白，宜食苦，麦、羊肉、杏、薤[7]皆苦；肾色黑，宜食辛，黄黍、鸡肉、桃、葱[8]皆辛。

[1] 肾病禁甘，肺病禁苦:《甲乙经》卷六第九两句互乙。为是。
[2] 葵:《太素》卷二《调食》无“葵”字。
[3] 犬：原作“大”，据《太素》卷二《调食》改。形近致误。
[4] 麻:《太素》卷二《调食》无“麻”字。
[5] 韭:《太素》卷二《调食》无“韭”字。
[6] 藿:《太素》卷二《调食》无“藿”字。
[7] 薤:《太素》卷二《调食》无“薤”字。
[8] 葱:《太素》卷二《调食》无“葱”字。

卷之九

水胀第五十七

黄帝问于岐伯曰：水与肤胀、鼓胀、肠覃、石瘕、石水❶，何以别之？岐伯答曰：水始起也，目窠上微肿，如新卧起之状，其颈脉动，时咳，阴股间寒，足胫瘇❷，腹乃大，其水已成矣。以手按其腹，随手而起，如裹水之状，此其候也。

黄帝曰：肤胀何以候之？岐伯曰：肤胀者，寒气客于皮肤之间，鼞鼞❸然不坚，腹大，身尽肿，皮厚，按其腹窅❹而不起，腹色不变，此其候也。

---

❶ 石水：《甲乙经》卷八第四、《千金要方》卷二十一第四无“石水”二字。

❷ 瘇（zhǒng 肿）：《甲乙经》卷八第四作“肿”。《说文解字·病部》：“瘇，胫气足肿。”瘇，古同“尰”。

❸ 鼞鼞（kōngkōng 空空）：《太素》卷二十九《胀论》、《甲乙经》卷八第四、《千金要方》卷二十一第四作“壳壳”。鼞鼞，形容声音像鼓的声音。壳壳，中空貌。二者义同。

❹ 窅（yǎo 咬）：《甲乙经》卷八第四作“腹陷”。窅，凹陷。

鼓胀何如？岐伯曰：腹胀，身皆大，大与肤胀等也，色苍黄，腹筋起，此其候也。

肠覃何如？岐伯曰：寒气客于肠外，与卫[1]气相搏，气不得荣，因有所系，癖[2]而内著，恶气乃起，瘜肉乃生。其始生也，大如鸡卵，稍以益大，至其成如怀子之状，久者离岁，按之则坚，推之则移，月事以时下，此其候也。

石瘕何如？岐伯曰：石瘕生于胞中，寒气客于子门，子门闭塞，气不得通，恶血当泻不泻，衃以留止，日以益大，状如怀子，月事不以时下。皆生于女子，可导而下。

黄帝曰：肤胀、鼓胀可刺邪？岐伯曰：先泻[3]其胀[4]之血络，后调其经，刺去其血络[5]也。

贼风第五十八

黄帝曰：夫子言贼风邪气之伤人也，令人病焉，今有其不离屏蔽，不出空穴[6]之中，卒然病者，非不[7]离贼风

❶ 卫:《千金要方》卷二十一第四作“胃”。
❷ 癖:《太素》卷二十九《胀论》、《甲乙经》卷八第四作“瘕”。癖、瘕义通。
❸ 泻:《太素》卷二十九《胀论》、《甲乙经》卷八第四作“刺”。
❹ 胀:《太素》卷二十九《胀论》、《甲乙经》卷八第四作“腹”。《千金要方》《外台》同。
❺ 络:《太素》卷二十九《胀论》、《甲乙经》卷八第四作“脉”。
❻ 空穴:《甲乙经》卷六第五作“室穴”,《太素》卷二十八《诸风杂论》作“室内”。
❼ 不:《太素》卷二十八《诸风杂论》作“必”。

邪气，其故何也？岐伯曰：此皆尝有所伤于湿气，藏于血脉之中，分肉之间，久留而不去；若有所堕坠，恶血在内而不去。卒然喜怒不节，饮食不适，寒温不时，腠理闭而不通。其开而遇风寒，则血气凝结，与故邪相袭，则为寒痹。其有热则汗出，汗出则受风，虽不遇贼风邪气，必有因加而发焉。

黄帝曰：今夫子之所言者，皆病人之所自知也，其毋所遇邪气，又毋怵惕之所[1]志，卒然而病者，其故何也？唯有因鬼神之事乎？岐伯曰：此亦有故邪留而未发，因而志有所恶，及有所慕，血气内乱，两气相搏。其所从来者微，视之不见，听而不闻，故似鬼神。

黄帝曰：其祝而已者，其故何也？岐伯曰；先巫者，因知百病之胜，先知其病之所从生者，可祝而已也。

卫气失常第五十九

黄帝曰：卫气之留于腹中，搐[2]积不行，苑[3]蕴不得常所，使人支[4]胁，胃中满，喘呼逆息者，何以去之？伯高曰：其气积于胸中者，上取之；积于腹中者，下取之；

---

[1] 所：《甲乙经》卷六第五、《太素》卷二十八《诸风杂论》无“所”字。
[2] 搐：《甲乙经》卷九第四作“畜”。畜，通“蓄”。
[3] 苑：通“郁”，积聚、胶着、停滞。《礼记·礼运》：“故事大积焉而不苑，并行而不缪。”
[4] 支：原作“肢”，据文义改。支，撑持。《甲乙经》卷九第四作“榰”，榰（zhī 支），支撑。支、榰义同。

上下皆满者，旁取之。

黄帝曰：取之奈何？伯高对曰：积于上，泻人迎、天突、喉中；积于下者，泻三里与气街；上下皆满者，上下取之，与季胁之下一寸，重者鸡足取之。诊视其脉大而弦急，及绝不至者，及腹皮急[1]甚者，不可刺也。黄帝曰：善。

黄帝问于伯高曰：何以知皮肉、气血、筋骨之病也？伯高曰：色起两眉薄泽者，病在皮。唇色青黄赤白黑者，病在肌肉。营气濡然者，病在血气。目色青黄赤白黑者，病在筋。耳焦枯受尘垢，病在骨。

黄帝曰：病形何如取之奈何？伯高曰：夫百病变化，不可胜数，然皮有部，肉有柱，血气有输[2]，骨有属。黄帝曰：愿闻其故。伯高曰：皮之部，输于四末。肉之柱，在臂胫诸阳分肉之间与足少阴分间。血气之输，输于诸络，气血留居，则盛而起。筋部无阴无阳，无左无右，候病所在。骨之属者，骨空之所以受液[3]而益脑髓者也。

黄帝曰：取之奈何？伯高曰：夫病变化，浮沉深浅不可胜穷，各在其处。病间者浅之，甚者深之，间者小之，甚者众之，随变而调气，故曰上工。

---

❶ 急:《甲乙经》卷九第四作“绞”。
❷ 输:《千金翼方》卷二十五第一“输”后有“筋有结”三字。
❸ 液：原作“益”，据《甲乙经》卷六第六改。

黄帝问于岐伯曰：人之肥瘦大小寒温，有老壮少小，别之奈何？伯高对曰：人年五十已上为老，二十已上为壮，十八已上为少，六岁已上为小。

黄帝曰：何以度知其肥瘦？伯高曰：人有肥❶、有膏、有肉❷。黄帝曰：别此奈何？伯高曰：䐃肉❸坚，皮满者肥。䐃肉不坚，皮缓者膏。皮肉不相离者肉。

黄帝曰：身之寒温何如？伯高曰：膏者其肉淖，而粗理者身寒，细理者身热。脂者其肉坚，细理者热，粗理者寒。

黄帝曰：其肥瘦大小奈何？伯高曰：膏者多气而皮纵缓，故能纵腹垂腴。肉者身体容大。脂者其身收小。

黄帝曰：三者之气血多少何如？伯高曰：膏者多气，多气者热，热者耐寒。肉者多血，则充形，充形则平。脂者其血清，气滑少，故不能大。此别于众人者也。

黄帝曰：众人奈何？伯高曰：众人皮肉脂膏不能相加也，血与气不能相多，故其形不小不大，各自称其身，命曰众人。

黄帝曰：善。治之奈何？伯高曰：必先别其三形，血之多少，气之清浊，而后调之，治无失常经。是故膏

---

❶ 肥：《甲乙经》卷六第六作“脂”。
❷ 肉：原作“内”，据《甲乙经》卷六第六改。
❸ 䐃肉：原作“䐃内”，据《甲乙经》卷六第六改。

人者，纵腹垂腴；肉人者，上下容大；脂人者，虽脂不能大。

玉版第六十

黄帝曰：余以小针为细物也，夫子乃言上合之于天，下合之于地，中合之于人，余以为过针之意矣，愿闻其故。岐伯曰：何物大于天[1]乎？夫大于针者，惟五兵者焉。五兵者，死之备也，非生之具[2]。且夫人者，天地之镇也，其[3]可不参乎？夫治民者，亦唯针焉。夫针之与五兵，其孰小乎？

黄帝曰：病之生时，有喜怒不测，饮食不节，阴气不足，阳气有余，营气不行，乃发为痈疽。阴阳[4]不通，两[5]热相搏，乃化为脓，小针能取之乎？岐伯曰：圣人不能使化者，为之邪不可留也。故两军相当，旗帜相望，白刃陈于中野者，此非一日之谋也。能使其民令行禁止，士卒无白刃之难者，非一日之教也，须臾之[6]得也。夫至使身被痈疽之病，脓血之聚者，不亦离道远乎！夫痈疽之生，脓血之成也，不从天下，不从地出，积微之所生也。

---

❶ 天:《太素》卷二十三《疽痈逆顺刺》作“针者”。
❷ 具:《太素》卷二十三《疽痈逆顺刺》作“备也”二字。
❸ 其:“其”下原有“不”字，据《太素》卷二十三《疽痈逆顺刺》删。
❹ 阳:《太素》卷二十三《疽痈逆顺刺》、《甲乙经》卷十一第九下“阳”下有“气”字。
❺ 两:《甲乙经》卷十一第九下作“而”。
❻ 臾之:《太素》卷二十三《疽痈逆顺刺》作“久之方”。义胜。

故圣人自[1]治于未有[2]形也，愚者遭其已成也。

黄帝曰：其已形，不予遭[3]，脓已成，不予见[4]，为之奈何？岐伯曰：脓已成，十死一生，故圣人弗使已成，而明为良方，著之竹帛，使能者踵而传之后世，无有终时者，为其不予遭也。

黄帝曰：其已有脓血而后遭乎[5]？不导之以小针治乎？岐伯曰：以小治小者其功小，以大治大者多害[6]，故其已成脓血[7]者，其唯砭石、铍锋之所取也。

黄帝曰：多害者其不可全乎？岐伯曰：其在逆顺焉。黄帝曰：愿闻逆顺。岐伯曰：以为伤者，其白眼[8]青黑，眼小，是一逆也；内药而呕者，是二逆也；腹痛渴甚，是三逆也；肩项中不便，是四逆也；音嘶色脱，是五逆也。除此五者为顺矣。

黄帝曰：诸病皆有逆顺，可得闻乎？岐伯曰：腹胀，

---

❶ 自:《太素》卷二十三《疽痈逆顺刺》作“之”。
❷ 有:《甲乙经》卷十一第九下无“有”字。
❸ 不予遭:《太素》卷二十三《疽痈逆顺刺》“予”作“子”。《甲乙经》卷十一第九下无“不予遭”三字。
❹ 不予见:《太素》卷二十三《疽痈逆顺刺》“予”作“子”。《甲乙经》卷十一第九下无“不予见”三字。
❺ 其已有脓血而后遭乎:《甲乙经》卷十一第九下“已”后有“成”字，无“而后遭乎”四字，与后文相贯。
❻ 多害:《甲乙经》卷十一第九下作“其功大”，此下并有“以小治大者多害大”八字，疑有脱误。
❼ 血:《太素》卷二十三《疽痈逆顺刺》无“血”字。
❽ 眼:《甲乙经》卷十一第九下作“睛”。

身热，脉小[1]，是一逆也；腹鸣而满，四肢清，泄，其脉大，是二逆也；衄而不止，脉大，是三逆也；咳且溲血脱形，其脉小劲，是四逆也；咳，脱形身热，脉小以疾，是谓五逆也。如是者，不过十五日而死矣。

其腹大胀，四末清，脱形，泄甚，是一逆也；腹胀便[2]血，其脉大时绝，是二逆也；咳溲血，形肉脱，脉搏[3]，是三逆也；呕血，胸满引背，脉小而疾，是四逆也；咳呕腹胀，且飧泄，其脉绝，是五逆也。如是者，不及一时而死矣。工不察此者而刺之，是谓逆治。

黄帝曰：夫子之言针甚骏，以配天地，上数天文，下度地纪，内别五脏，外次六腑，经脉二十八会，尽有周纪，能杀生人，不能起死者，子能反之乎？岐伯曰：能杀生人，不能起死者也。黄帝曰：余闻之则为不仁，然愿闻其道，弗行于人。岐伯曰：是明道也，其必然也，其如刀剑之可以杀人，如饮酒使人醉也，虽勿诊，犹可知矣。

黄帝曰：愿卒闻之。岐伯曰：人之所受气者，谷也。谷之所注者，胃也。胃者，水谷气血之海也。海之所行云气者，天下也。胃之所出气血者，经隧也。经隧者，五脏六腑之大络[4]也，迎而夺之而已矣。

---

❶ 小：原作“大”，《甲乙经》卷四第一下原校注：“一作小。”据改。
❷ 便：《甲乙经》卷四第一下原校注：“一作后。”
❸ 脉搏：《甲乙经》卷四第一下作“喘”。义胜。
❹ 络：据文义似当作“脉”。按：经隧为大经脉，非络也。

黄帝曰：上下有数乎？岐伯曰：迎之五里，中道而止[1]，五至而已，五往[2]而脏之气尽矣，故五五二十五而竭其输矣，此所谓夺其天气者也，非能绝其命而倾其寿者也。黄帝曰：愿卒闻之。岐伯曰：窥门而刺之者，死于家中；入门而刺之者，死于堂上。黄帝曰：善乎方，明哉道，请著之玉版，以为重宝，传之后世，以为刺禁，令民勿敢犯也。

五禁第六十一

黄帝问于岐伯曰：余闻刺有五禁，何谓五禁[3]？岐伯曰：禁其不可刺也。黄帝曰：余闻刺有五夺。岐伯曰：无泻其不可夺者也。黄帝曰：余闻刺有五过[4]。岐伯曰：补泻无过其度。黄帝曰：余闻刺有五逆。岐伯曰：病与脉相逆，命曰五逆。黄帝曰：余闻刺有九宜[5]。岐伯曰：明知九针之论，是谓九宜。

黄帝曰：何谓五禁？愿闻其不可刺之时。岐伯曰：甲乙日自乘，无刺头，无发蒙[6]于耳内。丙丁日自乘，无振

---

[1] 止：《素问·气穴论》王冰注引《针经》作“上”。
[2] 往：《素问·气穴论》王冰注引《针经》作“注”。按：《甲乙经》卷五第一下原校注：“往，一作注。”作“注”似是。
[3] 何谓五禁：按文例，此四字疑衍。
[4] 五过：本篇后无释文，此二字疑衍。
[5] 九宜：按本篇后无释文，此二字疑衍。
[6] 发蒙：古刺法名。本书《刺节真邪》：“发蒙者刺腑输，去腑病。”

埃[1]于肩喉廉泉。戊己日自乘四季，无刺腹去爪泻水。庚辛日自乘，无刺关节于股膝。壬癸日自乘，无刺足胫。是谓五禁。

黄帝曰：何谓五夺？岐伯曰：形肉已夺，是一夺也；大夺血之后，是二夺也；大汗出之后，是三夺也；大泄之后，是四夺也；新产及大[2]血之后，是五夺也。此皆不可泻。

黄帝曰：何谓五逆？岐伯曰：热[3]病脉静，汗已出，脉盛躁，是一逆也；病泄，脉洪大，是二逆也；著痹不移，䐃肉破，身热，脉偏绝，是三逆也；淫而夺形，身热，色夭然白，及后下血衃，血衃[4]笃重，是谓四逆也；寒热夺形，脉坚搏，是谓五逆也。

动输第六十二

黄帝曰：经脉十二，而手太阴、足少阴、阳明独动不休，何也？岐伯曰：是[5]明胃脉也。胃为五脏六腑之海，其清气上注于肺，肺气从太阴而行之，其行也，以息往来，故人一呼脉再动，一吸脉亦再动，呼吸不已，故动而

---

❶ 振埃：古刺法名。指针刺效果快捷，如同振掉身上的尘埃，故名。本书《刺节真邪》："振埃者，刺外经，去阳病也。"
❷ 大：《甲乙经》卷五第一下"大"下有"下"字。
❸ 热：《甲乙经》卷四第一下"热"上有"治"字。
❹ 血衃：《甲乙经》卷五第一下无"血衃"二字。疑衍。
❺ 是：《太素》卷九《脉行同异》、《甲乙经》卷二第一下、《千金要方》卷十七第一作"足阳"。为是。

不止。

黄帝曰：气之过于寸口也，上十[1]焉息？下八[1]焉伏？何道从还？不知其极。岐伯曰：气之离脏也，卒然如弓弩之发，如水之下岸，上于鱼以反衰，其余气衰散以逆上，故其行微。

黄帝曰：足之阳明何因而动？岐伯曰：胃气上注于肺，其悍气上冲头者，循咽，上走空窍，循眼系，入络脑，出顑[2]，下客主人，循牙车，合阳明，并下人迎，此胃气别走于阳明者也。故阴阳上下，其动也若一。故阳病而阳脉小者为逆，阴病而阴脉大者为逆。故阴阳俱静[3]俱动若引绳，相倾者病。

黄帝曰：足少阴何因而动？岐伯曰：冲脉者，十二经之海也，与少阴之大[4]络起于肾下，出于气街，循阴股内廉，邪[5]入腘中，循胫骨内廉，并少阴之经，下入内踝之后，入足下；其别者，邪入踝，出属跗上，入大指之间，注诸络，以温足胫[6]。此脉之常动者也。

黄帝曰：营卫之行也，上下相贯，如环之无端，今有

---

❶ 十　八:《甲乙经》卷二第一下分别作“出”,《太素》卷九《脉行同异》无“十”字和“八”字。

❷ 顑:《太素》卷九《脉行同异》、《甲乙经》卷二第一下作“颔”。

❸ 静:《甲乙经》卷二第一下作“盛”。

❹ 大:《太素》卷十《冲脉》杨上善注引《九卷》作“本”。《素问·离合真邪论》王冰注引本书无“大”字。

❺ 邪：通“斜”。本书《逆顺肥瘦》无“邪”字。

❻ 胫:《甲乙经》卷二第一下作“跗”。

其卒然遇邪气，及逢大寒，手足懈惰，其脉阴阳之道，相输之会，行相失也，气何由还？岐伯曰：夫四末阴阳之会者，此气之大络也。四街者，气之径路❶也。故络绝则径❷通，四末解则气从合，相输如环。黄帝曰：善。此所谓如环无端，莫知其纪，终而复始，此之谓也。

五味论第六十三

黄帝问于少俞曰：五味入于口也，各有所走，各有所病。酸走筋，多食之令人癃；咸走血，多食之令人渴；辛走气，多食之令人洞❸心；苦走骨，多食之令人变呕；甘走肉，多食之令人悗心。余知其然也，不知其何由，愿闻其故。

少俞答曰：酸入于胃，其气涩以收，上之两焦❹，弗能出入也，不出即留于胃中，胃中和温，则下注膀胱，膀胱之胞薄以懦❺，得酸则缩绻，约而不通，水道不行，故癃。阴者，积筋之所终❻也，故酸入❼而走筋矣。

❶ 路:《甲乙经》卷二第一下、《太素》卷九《脉行同异》无“路”字。
❷ 径:《甲乙经》卷二第一下、《太素》卷九《脉行同异》作“经”。
❸ 洞:《千金要方》卷二十六《序论》作“愠”。《甲乙经》卷六第九校注:“洞一作煴。”煴,《说文解字·火部》:“郁烟。”作“煴”为是。后同。
❹ 上之两焦:《甲乙经》卷六第九无此四字。
❺ 懦:《太素》卷二《调食》作“濡”。濡，通“软”。《诗经·郑风·羔裘》:“羔裘如濡。”《甲乙经》卷六第九作“耎”。耎，古同“软”。
❻ 终:《甲乙经》卷六第九、《千金要方》卷二十六第一《序论》“终”下有“聚”字。
❼ 入:《甲乙经》卷六第九“入”下有“胃”字。后同。

黄帝曰：咸走血，多食之令人渴，何也？少俞曰：咸入于胃，其气上走中焦，注于脉，则血气走之，血与咸相得则凝，凝则胃中[1]汁注之，注之则胃中竭[2]，竭[3]则咽路焦，故舌本干而善渴。血脉者，中焦之道也，故咸入而走血矣。

黄帝曰：辛走气，多食之令人洞心，何也？少俞曰：辛入于胃，其气走于上焦，上焦者，受气而营诸阳者也，姜韭之气熏之，营卫之气不时受之，久留心下，故洞心。辛与气俱行，故辛入而与汗俱出。

黄帝曰：苦走骨，多食之令人变呕，何也？少俞曰：苦入于胃，五谷之气皆不能胜苦，苦入下脘，三焦之道皆闭而不通，故变呕。齿者，骨[4]之所终也，故苦入而走骨，故入而复出[5]，知其走骨也。

黄帝曰：甘走肉，多食之令人悗心，何也？少俞曰：甘入于胃，其气弱小[6]，不能上至于上焦，而与谷留于胃中，甘[7]者令人柔润者也，胃柔则缓，缓则虫动，虫动则令人悗心。其气外通于肉，故甘走肉。

---

❶ 中:《太素》卷二《调食》无“中”字。
❷ 竭:《千金要方》卷二十六第一《序论》作“干渴”。
❸ 竭:《千金要方》卷二十六第一《序论》作“渴”。
❹ 骨：原作“胃”，据《甲乙经》卷六第九、《太素》卷二《调食》改。
❺ 出:《千金要方》卷二十六第一“出”下有“齿必黧疏”四字。疑脱。
❻ 小:《甲乙经》卷六第九、《太素》卷二《调食》作“少”。似是。
❼ 甘：原脱，据《甲乙经》卷六第九、《太素》卷二《调食》补。

阴阳二十五人第六十四

黄帝曰：余闻阴阳之人何如？伯高曰：天地之间，六合之内，不离于五，人亦应之，故五五二十五人之形[1]，而阴阳之人不与焉。其态又不合于众者五，余已知之矣。愿闻二十五人之形，血气之所生，别而以候，从外知内何如？岐伯曰：悉乎哉问也！此先师之秘也，虽伯高犹不能明之也。黄帝避席遵循[2]而却曰：余闻之，得其人弗教，是谓重失，得而泄之，天将厌之。余愿得而明之，金柜藏之，不敢扬之。岐伯曰：先立五形金木水火土，别其五色，异其五形之人[3]，而二十五人具矣。黄帝曰：愿卒闻之。岐伯曰：慎之慎之，臣请言之。

木形之人，比于上角，似于苍帝。其为人苍色，小头长面，大肩背，直身，小手足，有才，好[4]劳心，少力，多忧劳于事。能[5]春夏不能秋冬，秋冬[6]感而病生，足厥阴佗佗[7]然。大角之人，比于左足少阳，少阳之上遗遗[8]然。左角[9]

---

❶ 形：原作“政”，据《甲乙经》卷一第十六改，以与文例合。
❷ 遵循：守山阁本注云：“遵循盖即逡巡，以声近通用。”逡巡，却行恭顺貌。
❸ 五形之人：《甲乙经》卷一第十六作“五声”。似是。
❹ 有才好：“好”，原在“有才”前，据《千金要方》卷十一第一移“有才”后，好属下读。
❺ 能（nài奈）：《千金要方》卷十一第一作“耐”。能，通“耐”。《淮南子·地形》：“食水者善游能寒。”
❻ 秋冬：二字原脱，据《千金要方》卷十一第一补，以与下文文例合。
❼ 佗佗：美艳自得貌。《千金要方》卷十一第一作“他他”。
❽ 遗遗：自得貌。
❾ 左角：原校注：“一曰少角。”《甲乙经》卷一第十六作“右角”。

之人，比于右足少阳，少阳之下随随❶然。钛角之人，比于右足少阳，少阳之上推推❷然。判角之人，比于左足少阳，少阳之下栝栝❸然。

火形之人，比于上徵，似于赤帝。其为人赤色，广䏰❹，锐面小头，好肩背髀腹，小手足，行安地，疾❺行摇肩，背肉满，有气轻财，少信多虑，见事明，好颜，急心，不寿暴死。能春夏不能秋冬，秋冬感而病生，手少阴核核❻然。质❼徵之人，比于左手太阳，太阳之上肌肌❽然。少徵之人，比于右手太阳，太阳之下慆慆❾然。右徵之人，比于右手太阳，太阳之上鲛鲛❿然。质判⓫之人，比于左手太阳，太阳之下支支颐颐⓬然。

土形之人，比于上宫，似于上古黄帝。其为人黄色，

❶ 随随：指下肢从顺而灵便。《尔雅·释诂》："随，顺也。"
❷ 推推：盛貌。
❸ 栝栝（guāguā 瓜瓜）：张志聪注："正直之态，如木体之挺直也。"
❹ 广䏰（zhèn 振）：《说文解字注·肉部》："䏰，脊肉。"周本作"矧"。矧（shěn 沈），齿龈。《礼记·曲礼上》："笑不至矧，怒不至詈。"广矧，犹言齿本宽露。作"矧"为是。
❺ 疾："疾"下原衍"心"字，《千金要方》卷十一第一无"心"字，据删。
❻ 核核：《甲乙经》卷一第十六作"窍窍"。《说文解字注·穴部》："窍，空也。"此言火性上越，故曰空空然。作"窍窍"是。
❼ 质：《甲乙经》卷一第十六作"太"。
❽ 肌肌：肌肉强壮充满貌。
❾ 慆慆：长久，纷乱不息貌。
❿ 鲛鲛：《甲乙经》卷一第六原校注："鲛鲛，一曰熊熊。"似是。熊熊，光焰旺盛，气势旺盛。
⓫ 质判：原校注："一曰质徵。"《甲乙经》卷一第十六作"判徵"。
⓬ 颐颐：《甲乙经》卷一第六作"熙熙"。颐颐，咀嚼食物自得的样子。熙熙，温和欢乐的样子。颐颐、熙熙，义近。

圆面大头，美肩背，大腹，美股胫，小手足，多肉，上下相称，行安地，举足浮，安心，好利人，不喜权势，善附人也。能秋冬不能春夏，春夏感而病生，足太阴敦敦❶然。太宫之人，比于左足阳明，阳明之上婉婉❷然。加宫之人，比于左足阳明，阳明之下坎坎❸然。少宫之人，比于右足阳明，阳明之上枢枢❹然。左宫之人❺，比于右足阳明，阳明之下兀兀然。

金形之人，比于上商，似于白帝。其为人方面，白色小头，小肩背，小腹，小手足，如骨发踵外，骨轻，身清廉，急心，静悍，善为吏。能秋冬不能春夏，春夏感而病生，手太阴敦敦然。钛商之人，比于左手阳明，阳明之上廉廉❻然。右❼商之人，比于左手阳明，阳明之下脱脱❽然。右❾商之人，比于右手阳明，阳明之上监监❿然。少商之人，比于右手阳明，阳明之下严严⓫然。

---

❶ 敦敦：诚恳敦厚貌。
❷ 婉婉：和顺柔美貌。
❸ 坎坎：《甲乙经》卷一第十六作“垓垓”。坎坎，喜悦貌。《尔雅·释训》：“坎坎，喜也。”作“坎坎”为是。
❹ 枢枢：张介宾：“圆转貌。”
❺ 左宫之人：原校注：“一曰众之人，一曰阳明之上。”张介宾注：“详此义，当是右宫之人，故属于右足阳明之下。”
❻ 廉廉：细弱貌。
❼ 右：原作“大”，据元刻本改。
❽ 脱脱：洒脱舒缓。
❾ 右：《甲乙经》卷一第十六作“左”。似是。
❿ 监监：明察；卓立不倚貌。
⓫ 严严：威重貌；庄严貌。

水形之人，比于上羽，似于黑帝。其为人黑色，面不平大头，廉❶颐，小肩，大腹，动手足，发行摇身，下尻长，背延延然，不敬畏，善欺绐人，戮❷死。能秋冬不能春夏，春夏感而病生，足少阴汗汗❸然。大羽之人，比于右足太阳，太阳之上颊颊❹然。少羽之人，比于左足太阳，太阳之下纡纡❺然。众之为人，比于右足太阳，太阳之下洁洁❻然。桎之为人，比于左足太阳，太阳之上安安❼然。是故五形之人二十五变者，众之所以相欺者是也。

黄帝曰：得其形，不得其色，何如？岐伯曰：形胜色，色胜形者，至其胜时年加，感则病行，失则忧矣。形色相得者，富贵大乐。黄帝曰：其形色相胜之时，年加可知乎？岐伯曰：凡年忌下上之人，大忌常加❽。七岁，十六岁，二十五岁，三十四岁，四十三岁，五十二岁，六十一岁，皆人之大忌，不可不自安也，感则病行，失则忧矣。当此之时，无为奸事，是谓年忌。

黄帝曰：夫子之言，脉之上下，血气之候，以知形气奈

❶ 廉：《甲乙经》卷一第十六、《千金要方》卷十九第一作"广"。
❷ 戮：《甲乙经》卷一第十六"戮"上有"殆"字。
❸ 汗汗：《千金要方》卷十九第一、周本作"汙汙"，《甲乙经》卷一第十六作"污污"。汙，通"污"。汙汙，卑下貌。作"汙汙"似是。
❹ 颊颊：张介宾："得色貌。"
❺ 纡纡：曲折貌；缓慢貌。
❻ 洁洁：厚志洁行。
❼ 安安：温和安宁貌。
❽ 加：《甲乙经》卷一第十六"加"后有"九岁"二字，当补。

何？岐伯曰：足阳明之上，血气盛则髯[1]美长；血少气多[2]则髯短；故气少血多[3]则髯少；血气皆少则无髯，两吻多画。足阳明之下，血气盛则下毛美长至胸；血多气少则下毛美短至脐，行则善高举足，足指少肉，足善寒；血少气多则肉而善瘃[4]；血气皆少则无毛，有则稀枯悴，善痿厥足痹。

足少阳之上，气血盛则通髯美长；血多气少则通髯美短；血少气多则少髯；血气皆少则无须[5]，感于寒湿则善痹，骨痛爪枯也。足少阳之下，血气盛则胫毛美长，外踝肥；血多气少则胫毛美短，外踝皮坚而厚；血少气多则胻毛少，外踝皮薄而软；血气皆少则无毛，外踝瘦无肉。

足太阳之上，血气盛则美眉，眉有毫毛；血多气少则恶眉，面多少[6]理；血少气多则面多肉；血气和则美色。足太阳之下，血气盛则跟肉满，踵坚；气少血多则瘦，跟空；血气皆少则喜转筋，踵下痛。

手阳明之上，血气盛则髭美；血少气多则髭恶；血气皆少则无髭。手阳明之下，血气盛则腋下毛美，手鱼肉以温；气血皆少则手瘦以寒。

---

❶ 髯:《甲乙经》卷一第十六作“须”，与本书《五音五味》“美须者阳明多血”义合。似是。后同。
❷ 血少气多:《甲乙经》卷一第十六作“血多气少”。
❸ 故气少血多:《甲乙经》卷一第十六无“故”字，“气少血多”作“气多血少”。
❹ 瘃（zhú 竹）：冻疮。
❺ 须:《甲乙经》卷一第十六作“髯”。为是。
❻ 少:《甲乙经》卷一第十六作“小”。

手少阳之上，血气盛则眉美以长，耳色美；血气皆少则耳焦恶色。手少阳之下，血气盛则手卷[1]多肉以温；血气皆少则寒以瘦；气少血多则瘦以多脉。

手太阳之上，血气盛则有多须，面多肉以平；血气皆少则面瘦恶[2]色。手太阳之下，血气盛则掌肉充满；血气皆少则掌瘦以寒。

黄帝曰：二十五人者，刺之有约乎？岐伯曰：美眉者，足太阳之脉气血多；恶眉者，血气少；其肥而泽者，血气有余；肥而不泽者，气有余，血不足；瘦而无泽者，气血俱不足。审察其形气有余不足而调之，可以知逆顺矣。

黄帝曰：刺其诸阴阳奈何？岐伯曰：按其寸口、人迎，以调阴阳。切循其经络之凝涩，结而不通者，此于身皆为痛痹，甚则不行，故凝涩。凝涩者，致气以温之，血和乃止。其结络者，脉结血不和[3]，决之乃行。故曰：气有余于上者，导而下之；气不足于上者，推而休[4]之；其稽留不至者，因而迎之，必明于经隧，乃能持之。寒与热争者，导而行之；其宛陈血不结者，则而予之。必先明知二十五人，则血气之所在，左右上下，刺约毕也。

---

[1] 卷：《甲乙经》卷一第十六作“拳”。
[2] 恶：《甲乙经》卷一第十六作“黑”。
[3] 和：《甲乙经》卷一第十六作“行”。
[4] 休：《甲乙经》卷一第十六作“往”。本书《官能》作“扬”。

卷之十

五音五味第六十五

右徵与少徵，调右手太阳上。左商与左徵，调左手阳明上。少徵与大宫，调左手阳明上。右角与大角，调右足少阳下。大徵与少徵，调左手太阳上。众羽与少羽，调右足太阳下。少商与右商，调右手太阳下。桎羽与众羽，调右足太阳下。少宫与大宫，调右足阳明下。判角与少角，调右足少阳下。钛商与上商，调右足阳明下。钛商与上角，调左足太阳下。

上徵与右徵同，谷麦，畜羊，果杏，手少阴，脏心，色赤，味苦，时夏。上羽与大羽同，谷大豆，畜彘，果栗，足少阴，脏肾，色黑，味咸，时冬。上宫与大宫同，谷稷，畜牛，果枣，足太阴，脏脾，色黄，味甘，时季夏。上商与右商同，谷黍，畜鸡，果桃，手太阴，脏肺，色白，味辛，时秋。上角与大角同，谷麻，畜犬，果李，足厥阴，脏肝，色青，味酸，时春。

大宫与上角，同右足阳明上。左角与大角，同左足阳明上。少羽与大羽，同右足太阳下。左商与右商，同左手阳明上。加宫与大宫，同左足少阳上。质判与大宫，同左手太阳下。判角与大角，同左足少阳下。大羽与大角，同右足太阳上。大角与大宫，同右足少阳上。

右徵、少徵、质徵、上徵、判徵。右角、钛角、上角、大角、判角。右商、少商、钛商、上商、左商。少宫、上宫、大宫、加宫、左角❶宫。众羽、桎羽、上羽、大羽、少羽。

黄帝曰：妇人无须者，无血气乎？岐伯曰：冲脉、任脉皆起于胞中，上循脊❷里，为经络之海。其浮而外者，循腹右上行❸，会于咽喉，别而络唇口。血气盛则充肤热肉❹，血独盛则澹渗❺皮肤，生毫毛。今妇人之生，有余于气，不足于血，以其数脱血也，冲任之脉不荣口唇，故须不生焉。

❶ 角：马注本无“角”字，疑衍。

❷ 脊：原作“背”，据《甲乙经》卷二第二、《太素》卷十《任脉》改。形近致误。

❸ 循腹右上行：《素问·骨空论》王冰注引《针经》作“循腹各行”。《太素》卷十《任脉》、《甲乙经》卷二第二“腹”下均无“右”字。

❹ 充肤热肉：《素问·骨空论》王冰注引《针经》“充”作“皮”，“热”下无“肉”字。

❺ 澹渗：《甲乙经》卷二第二、《素问·骨空论》王冰注引《针经》作“渗灌”。按：“澹渗”同“淡渗”，然不及“渗灌”义胜。

黄帝曰：士[1]人有伤于阴，阴气[2]绝而不起，阴不用，然其须不去，其故何也？宦者独去何也？愿闻其故。岐伯曰：宦者去其宗筋，伤其冲脉，血泻不复，皮肤内结，唇口不荣，故须不生。

黄帝曰：其有[3]天宦[4]者，未尝被伤，不脱于血，然其须不生，其故何也？岐伯曰：此天之所不足也。其任冲不盛，宗筋不成，有气无血，唇口不荣，故须不生。

黄帝曰：善乎哉！圣人之通万物也，若日月之光影，音声鼓响，闻其声而知其形，其非夫子，孰能明万物之精。是故圣人视其颜色，黄赤者多热气，青白者少热气，黑色者多血少气。美眉者太阳多血，通髯极须[5]者少阳多血，美须者阳明多血，此其时然也。夫人之常数，太阳常多血少气，少阳常多气少血，阳明常多血多气，厥阴常多气少血[6]，少阴常多血少气[7]，太阴常多血少[8]气，此天之常数也。

---

❶ 士:《甲乙经》卷二第二无“士”字。
❷ 气：马莳注:“气”似应作“器”。似是。
❸ 有:《太素》卷十《任脉》作“病”。
❹ 宦:《太素》卷十《任脉》作“官”。
❺ 须:《太素》卷十《任脉》作“发”。
❻ 多气少血：本书《九针论》、《素问·血气形志篇》、《太素》卷十《知形志所宜》作“多血少气”。
❼ 多血少气:《素问·血气形志篇》、《太素》卷十《知形志所宜》作“少血多气”，马注本、张注本作“多气少血”。
❽ 少:《太素》卷十《任脉》无“少”字。

百病始生第六十六

黄帝问于岐伯曰：夫百病之始生也，皆生于风雨寒暑，清湿喜怒。喜怒不节则伤脏，风雨则伤上，清湿则伤下。三部之气，所伤异类，愿闻其会。岐伯曰：三部之气各不同，或起于阴，或起于阳，请言其方。喜怒不节则伤脏，脏伤则病起于阴也；清湿袭虚则病起于下；风雨袭虚则病起于上，是谓三部。至于其淫泆，不可胜数。

黄帝曰：余固不能数，故问先师，愿卒闻其道。岐伯曰：风雨寒热不得虚，邪不能独伤人。卒然逢疾风暴雨而不病者，盖无虚，故邪不能独伤人。此必因虚邪之风，与其身形，两虚相得❶，乃客其形。两实相逢，众人肉坚❷。其中于虚邪也，因于天时，与其身形❸，参以虚实，大病乃成。气有定舍，因处为名，上下中外，分为三员❹。

是故虚邪之中人也，始于皮肤，皮肤缓则腠理开，开则邪从毛发入，入则抵深，深则毛发立，毛发立则淅然，故皮肤痛。留而不去，则传舍于络脉，在络之时，痛于肌肉，其痛之时息❺，大经乃代。留而不去，传舍于经，在

❶ 得:《甲乙经》卷八第二作“搏”。
❷ 众人肉坚:《甲乙经》卷八第二作“中人肉间”。
❸ 身形:《太素》卷二十七《邪传》、《甲乙经》卷八第二作“躬身”。
❹ 员:《甲乙经》卷八第二作“真”,《太素》卷二十七《邪传》作“贞”。真、贞义通。
❺ 息:《太素》卷二十七《邪传》无“息”字。义胜。

经之时，洒淅喜惊。留而不去，传舍于输，在输之时，六经不通，四肢则肢节痛，腰脊乃强。留而不去，传舍于伏冲之脉，在伏冲之时，体重身痛。留而不去，传舍于肠胃，在肠胃之时，贲响腹胀，多寒则肠鸣飧泄，食不化，多热则溏出麋❶。留而不去，传舍于肠胃之外、募原之间，留著于脉，稽留而不去，息而成积。或著孙脉，或著络脉，或著经脉，或著输脉，或著于伏冲之脉，或著于膂筋，或著于肠胃之募原，上连于缓筋，邪气淫泆，不可胜论。

黄帝曰：愿尽闻其所由然。岐伯曰：其著孙络之脉而成积者，其积往来上下，臂手孙络之居也，浮而缓，不能句积❷而止之，故往来移行肠胃之间，水❸湊渗注灌，濯濯有音，有寒则腹❹䐜满雷引，故时切痛。其著于阳明之经，则挟脐而居，饱食则益大，饥则益小。其著于缓筋也，似阳明之积，饱食则痛，饥则安。其著于肠胃之募原也，痛而外连于缓筋，饱食则安，饥则痛。其著于伏冲之脉者，揣揣❺应手而动，发手则热气下于两股，如汤沃之状。其著于膂筋在肠后者，饥则积见，饱则积不见，按之

❶ 麋:《甲乙经》卷八第二、《太素》卷二十七《邪传》作“糜”。为是。
❷ 句积:《甲乙经》卷八第二作“拘积”。按“句”通“拘”。拘积，犹停留。
❸ 肠胃之间水:《甲乙经》卷八第二作“肠胃之外”。《太素》卷二十七《邪传》作“肠间之水”。
❹ 腹：原作“䐜”，据《甲乙经》卷八第二改。
❺ 揣揣：原作“揣之”，据《太素》卷二十七《邪传》改。揣揣，急速貌。

不得。其著于输之脉者，闭塞不通，津液不下，孔窍干壅。此邪气之从外入内，从上下也。

黄帝曰：积之始生，至其已成奈何？岐伯曰：积之始生，得寒乃生，厥乃成积也。黄帝曰：其成积奈何？岐伯曰：厥气生足悗❶，悗❷生胫寒，胫寒则血脉凝涩，血脉凝涩则寒气上入于肠胃，入于肠胃则䐜胀，䐜胀则肠外之汁沫迫聚不得散，日以成积。卒然多食饮则肠满，起居不节、用力过度则络脉伤，阳络伤则血外溢，血外溢则衄血；阴络伤则血内溢，血内溢则后血。肠胃❸之络伤，则血溢于肠外，肠外有寒汁沫与血相抟，则并合凝聚不得散而积成矣。卒然外中于寒，若内伤于忧怒，则气上逆，气上逆则六输不通，温气不行，凝血蕴里❹而不散，津液涩渗，著而不去，而积皆成矣。

黄帝曰：其生于阴者奈何？岐伯曰：忧思伤心；重寒伤肺；忿怒伤肝；醉以入房，汗出当风❺伤脾；用力过度，若入房汗出浴，则伤肾。此内外三部之所生病者也。

黄帝曰：善。治之奈何？岐伯答曰：察其所痛，以知

❶ 悗:《甲乙经》卷八第二作“溢”。悗,《玉篇》:“或从曼作慢。”《说文解字注·心部》:“慢，惰也。”张介宾注:“寒逆于下，故生足悗，谓肢节痛滞，不便利也。”作“悗”似是。

❷ 悗:《太素》卷二十七《邪传》、《甲乙经》卷八第二“悗”上有“足”字。

❸ 胃:《太素》卷二十七《邪传》作“外”。似是。

❹ 里:《甲乙经》卷八第二作“裹”。

❺ 风:《甲乙经》卷八第二、《太素》卷二十七《邪传》“风”下有“则”字。

其应，有余不足，当补则补，当泻则泻，毋逆天时，是谓至治。

行针第六十七

黄帝问于岐伯曰：余闻九针于夫子，而行之于百姓，百姓之血气各不同形，或神动而气先针[1]行，或气与针相逢，或针已出气独行，或数刺乃知，或发针而气逆，或数刺病益剧，凡此六者，各不同形，愿闻其方。

岐伯曰：重阳之人，其神易动，其气易往也。黄帝曰：何谓重阳之人？岐伯曰：重阳之人，熇熇高高[2]，言语善疾，举足善高，心肺之脏气有余，阳气滑盛而扬，故神动而气先行。

黄帝曰：重阳之人而神不先行者，何也？岐伯曰：此人颇有阴者也。黄帝曰：何以知其颇有阴也？岐伯曰：多阳者多喜，多阴者多怒，数怒者易解，故曰颇有阴，其阴阳之离[3]合难，故其神不能先行也。

黄帝曰：其气与针相逢奈何？岐伯曰：阴阳和调而血气淖泽滑利，故针入而气出，疾而相逢也。

黄帝曰：针已出而气独行者，何气使然？岐伯曰：其

---

❶ 针：按下文“故神动而气先行”律之，“针”字疑衍。
❷ 熇熇（hèhè 贺贺）高高：《甲乙经》卷一第十六作“矫矫蒿蒿”。高高，《太素》卷二十三《量气刺》作“蒿蒿”。矫矫蒿蒿，威武气盛，不同凡响。矫矫，英勇威武。蒿蒿，精气蒸腾貌。《甲乙经》似是。
❸ 离：《太素》卷二十七《邪传》无“离”字。

阴气多而阳气少[1]，阴气沉而阳气浮，沉[2]者内藏，故针已出，气乃随其后，故独行也。

黄帝曰：数刺乃知，何气使然？岐伯曰：此人之多阴而少阳，其气沉而气往[3]难，故数刺乃知也。

黄帝曰：针入而气逆者，何气使然？岐伯曰：其气逆与其数刺病益甚者，非阴阳之气浮沉之势也，此皆粗之所败，工[4]之所失，其形气无过焉。

上膈第六十八

黄帝曰：气为上膈者，食饮入而还出，余已知之矣。虫为下膈，下膈者，食晬时乃出，余未得其意，愿卒闻之。岐伯曰：喜怒不适，食饮不节，寒温不时，则寒汁流[5]于肠中，流于肠中则虫寒，虫寒则积聚，守于下管[6]，则肠胃充郭[7]，卫气[8]不营，邪气居之。人食则虫上食，虫上食则下管虚，下管虚则邪气胜之，积聚以留，留则痈

[1] 阴气多而阳气少：《甲乙经》卷一第十六“阴”下“气”字与“阳”下“气”字无。

[2] 沉：原脱，据《太素》卷二十三《量气刺》、马注本、张注本补。

[3] 往：《太素》卷二十三《量气刺》作“注”。萧延平注：“据上文经云‘其气易往’。‘注’字恐系‘往’字传写之误。”

[4] 工：原作“上”，据《甲乙经》卷一第十六、《太素》卷二十三《量气刺》改，与上文“粗”相对为文。

[5] 流：《甲乙经》卷十一第八作“留”，下“流”字同。按：二字互通。

[6] 管：《甲乙经》卷十一第八作“脘”。义通。又，五脏腧亦曰管。《庄子·人闲世》：“支离疏者，五管在上。”注：“管，腧也。”

[7] 郭：通“廓”。

[8] 卫气：《甲乙经》卷十一第八作“胃气”，义胜。张介宾注：“卫气，脾气也。脾气不能营运，故邪得聚而居之。”

成，痈成则下管约。其痈在管内者，即而痛深；其痈在外[1]者，则痈外而痛浮，痈上皮热。

黄帝曰：刺之奈何？岐伯曰：微按其痈，视气所行，先浅刺其旁，稍内益深，还而刺之，毋过三行；察其沉浮，以为深浅；已刺必熨，令热入中，日使热内，邪气益衰，大痈乃溃。伍以参禁，以除其内；恬憺无为，乃能行气。后以咸[2]苦，化谷乃下矣。

忧恚无言第六十九

黄帝问于少师曰：人之卒然忧恚而言无音者，何道之塞，何气出[3]行，音不彰？愿闻其方。少师答曰：咽喉者，水谷之道也。喉咙者，气之所以上下者也。会厌者，音声之户也。口唇者，音声之扇也。舌者，音声之机也。悬雍垂者，音声之关也。颃颡者，分气之所泄也。横骨者，神气所使，主发舌者也。故人之鼻洞涕出不收者，颃颡不开，分气失也。是故厌小而疾[4]薄，则发气疾，其开阖利，其出气易；其厌大而厚，则开阖难，其气出迟，故重言也。人卒然无音者，寒气客于厌，则厌不能发，发不能下，至其开阖不利，故无音。

---

❶ 外:《甲乙经》卷十一第八“外”上有“脘”字。
❷ 以咸:《甲乙经》卷十一第八作“服酸”。
❸ 出:《甲乙经》卷十二第二作“不”。
❹ 疾:《甲乙经》卷十二第二无“疾”字。为是。

黄帝曰：刺之奈何？岐伯曰：足之少阴上系于舌，络于横骨，终于会厌，两泻其血脉，浊气乃辟。会厌之脉，上络任脉，取[1]之天突，其厌乃发也。

寒热第七十

黄帝问于岐伯曰：寒热瘰疬在于颈腋者，皆何气使生？岐伯曰：此皆鼠瘘寒热之毒气也，留于脉而不去者也。

黄帝曰：去之奈何？岐伯曰：鼠瘘之本皆[2]在于脏，其末上出于颈腋之间。其浮于脉中，而未内著于肌肉，而外为脓血者，易去也。

黄帝曰：去之奈何？岐伯曰：请从其本引其末[3]，可使衰去而绝其寒热。审按其道以予之，徐往徐来以去之。其小如麦者，一刺知，三刺而已。

黄帝曰：决其生死奈何？岐伯曰：反其目视之，其中有赤脉，上下贯瞳子，见一脉，一岁死；见一脉半，一岁半死；见二脉，二岁死；见二脉半，二岁半死；见三脉，三岁而死。见赤脉不下贯瞳子，可治也。

---

❶ 取：《甲乙经》卷十二第二“取”上有“复”字。
❷ 皆：《千金要方》卷二十三第一“皆”下有“根”字。
❸ 本引其末：《千金要方》卷二十三第一、《外台》卷二十三《寒热瘰疬》作“末引其本”。

邪客第七十一

黄帝问于伯高曰：夫邪气之客人也，或令人目不瞑，不卧出[1]者，何气使然？伯高曰：五谷入于胃也，其糟粕、津液、宗气分为三隧，故宗气积于胸中，出于喉咙，以贯心脉[2]，而行呼吸焉。营气者，泌其[3]津液，注之于脉，化以为血，以荣四末，内注五脏六腑，以应刻数焉。卫气者，出其悍气之慓疾，而先行于四末分肉皮肤之间，而不休者也，昼日[4]行于阳，夜行于阴[5]，常从足少阴之分[6]间行于五脏六腑。今厥[7]气客于五脏六腑，则卫气独卫其外，行于阳，不得入于阴，行于阳则阳气盛，阳气盛则阳跻陷[8]；入于阴，阴[9]虚，故目不瞑。

黄帝曰：善。治之奈何？伯高曰：补其不足，泻其有余，调其虚实，以通其道而去其邪；饮以半夏汤一剂，阴阳已通，其卧立至。

黄帝曰：善。此所谓决渎壅塞，经络大通，阴阳得

---

❶ 目不瞑不卧出:《甲乙经》卷十二第三作“目不得眠”。为是。
❷ 脉:《甲乙经》卷十二第三、《太素》卷十二《营卫气行》作“肺”。
❸ 其:《太素》卷九《脉行同异》杨上善注无“其”字。
❹ 日:《甲乙经》卷十二第三、《病源》卷三《虚劳不得眠候》、《外台》卷十七《虚劳虚烦不得眠方》无“日”字。
❺ 阴:《甲乙经》卷十二第三、《太素》卷十二《营卫气行》“阴”后有“其入于阴也”五字。
❻ 分:《病源》卷三《虚劳不得眠候》“分”下有“肉”字。
❼ 厥:《甲乙经》卷十二第三作“邪”。
❽ 陷:《甲乙经》卷十二第三、《病源》卷三《虚劳不得眠候》作“满”。
❾ 阴:《甲乙经》卷十二第三“阴”下有“气”字。

和[1]者也，愿闻其方。伯高曰：其汤方：以流水千里以外者八升，扬之万遍，取其清五升煮之，炊以苇薪，火[2]沸，置秫米一升，治半夏五合，徐炊，令竭为一升半，去其滓，饮汁一小杯，日三，稍益，以知为度。故其病新发者，覆杯则卧，汗出则已矣。久者，三饮而已也。

黄帝问于伯高曰：愿闻人之肢节，以应天地奈何？伯高答曰：天圆地方，人头圆足方以应之；天有日月，人有两[3]目；地有九州，人有九窍；天有风雨，人有喜怒；天有雷电，人有音声；天有四时，人有四肢；天有五音，人有五脏；天有六律，人有六腑；天有冬夏，人有寒热；天有十日，人有手十指；辰有十二，人有足十指、茎、垂[4]以应之，女子不足二节，以抱人形；天有阴阳，人有夫妻；岁有三百六十五日，人有三百六十五[5]节；地有高山，人有肩膝；地有深谷，人有腋腘；地有十二经水，人有十二经脉；地有泉脉，人有卫气；地有草蓂[6]，人有毫毛；天有昼夜，人有卧起；天有列星，人有牙齿；地有小山，人有小节；地有山石，人有高骨；地有林木，人有

❶ 得和：原作“和得”，据《甲乙经》卷十二第三乙正。
❷ 火：《太素》卷十二《营卫气行》作“大”。义胜。
❸ 两：《素问·四气调神大论》王冰注引本书作“眼”。
❹ 茎垂：阴茎和睾丸的合称。
❺ 五：原脱，《太素》卷五《天人合》补。
❻ 蓂：《太素》卷五《营卫气行》、《医心方》卷十五第一作“芦”。

募[1]筋；地有聚邑，人有䐃肉岁有十二月，人有十二节；地有四时不生草，人有无子。此人与天地相应者也。

黄帝问于岐伯曰：余愿闻持针之数，内针之理，纵舍之意，扞皮开腠理，奈何？脉之屈折出入之处，焉至而出，焉至而止，焉至而徐，焉至而疾，焉至而入？六腑之输于身者，余愿尽闻少序[2]，别离之处，离而入[3]阴，别而入阳，此何道而从行？愿尽闻其方。岐伯曰：帝之所问，针道乖[4]矣。

黄帝曰：愿卒闻之。岐伯曰：手太阴之脉，出于大指之端，内屈循白肉际，至本节之后太渊，留[5]以澹，外屈上于本节下，内屈与阴诸络[6]会于鱼际，数脉并注，其气滑利，伏行壅骨之下，外屈出于寸口而行，上至于肘内廉，入于大筋之下，内屈上行臑阴，入腋下，内屈走肺。此顺行逆数之屈折也。心主之脉，出于中指之端，内屈循中指内廉，以上留于掌中，伏行两骨之间，外屈出两筋之间、骨肉之际，其气滑利，上二寸[7]，外屈出行两筋之间，上至肘内廉，入于小筋之下，留两骨之会，上入于胸中，

---

❶ 募："膜"的借字。
❷ 少序:《太素》卷九《脉行同异》作"其序"，属上读。
❸ 入:《太素》卷九《脉行同异》作"行"。
❹ 乖:《类经》二十卷第二十三作"毕"。似是。
❺ 留:《甲乙经》卷三第二十四作"溜"。留、溜，通"流"。《庄子·天地》："留动而生物。"本书《九针十二原》："所溜为荥，所注为输。"
❻ 与阴诸络:《太素》卷九《脉行同异》作"手少阴心主诸络"。
❼ 上二寸:《太素》卷九《脉行同异》作"上行三寸"。

内络于心脉。

黄帝曰：手少阴之脉独无腧，何也？岐伯曰：少阴，心脉也。心者，五脏六腑之大主也，精神之所舍也，其脏坚固，邪弗能容[1]也，容之则心伤，心伤则神去，神去则死矣。故诸邪之在于心者，皆在于心之包络。包络者，心主之脉也，故独[2]无腧焉。

黄帝曰：少阴独[3]无腧者，不病乎？岐伯曰：其外经病而脏不病，故独取其经于掌后锐骨之端，其余脉出入屈折，其行之徐疾，皆如手少阴[4]、心主之脉行也。故本腧者，皆因其气之虚实疾徐以取之，是谓因冲而泻，因衰而补，如是者，邪气得去，真气坚固，是谓因天之序。

黄帝曰：持针纵舍奈何？岐伯曰：必先明知十二经脉[5]之本末，皮肤之寒热，脉之盛衰滑涩。其脉滑而盛者病日进，虚而细者久以持，大以涩者为痛痹，阴阳如一者病难治，其本末尚热者[6]病尚在，其热已衰者其病亦去矣。持其尺，察其肉之坚脆、大小、滑涩、寒温、燥湿。

---

❶ 容:《太素》卷九《脉行同异》、《脉经》卷六第三作“客”。为是。后文同。

❷ 独:《脉经》卷六第三、《千金要方》卷十三第一作“少阴”。

❸ 独:《素问·平人气象论》、《素问·三部九候论》王冰注引本书无“独”字,《脉经》《千金要方》同。

❹ 少阴:《太素》卷九《脉行同异》作“太阴”。《甲乙经》原校注引《铜人经》作“手厥阴”。按：据上下文义，作“太阴”为是。

❺ 脉:《太素》卷二十二《刺法》、《甲乙经》卷五第七无“脉”字。

❻ 本末尚热者:《甲乙经》卷五第七作“本末上下，有热者”。为是，当改。

因视目之五色，以知五脏而决死生；视其血脉，察其色，以知其寒热痛痹。

黄帝曰：持针纵舍，余未得其意也。岐伯曰：持针之道，欲端以正，安以静，先知虚实，而行疾徐，左手执骨，右手循之，无与肉果❶，泻欲端以正，补必闭肤，辅❷针导气，邪❸得淫泆，真气得居。

黄帝曰：扞皮开腠理奈何？岐伯曰：因其分肉，左❹别其肤，微内而徐端之，适神不散，邪气得去。

黄帝问于岐伯曰：人有八虚，各何以候？岐伯答曰：以候五脏。黄帝曰：候之奈何？岐伯曰：肺心有邪，其气留于两肘；肝有邪，其气流于两腋；脾有邪，其气留于两髀；肾有邪，其气留于两腘。凡此八虚者，皆机关之室，真气之所过，血络之所游，邪气恶血固不得住留，住留则伤筋络骨节，机关不得屈伸，故痀❺挛也。

通天第七十二

黄帝问于少师曰：余尝闻人有阴阳，何谓阴人？何谓阳人？少师曰：天地之间，六合之内，不离于五，人亦应

---

❶ 果:《甲乙经》卷五第七作“裹”。果，通“裹”。《尔雅·释鱼》释文：“果本作裹。”

❷ 辅:《甲乙经》卷五第七、《太素》卷二十二《刺法》作“转”。义胜。

❸ 邪:《甲乙经》卷五第七“邪”下有“气不”二字。

❹ 左:《太素》卷二十二《刺法》作“在”。

❺ 痀（jū 拘）：驼背，背脊弯曲。《说文解字·疒部》：“痀，曲脊也。”

之，非徒一阴一阳而已也，而略言耳，口弗能遍明也。

黄帝曰：愿略闻其意，有贤人圣人，心能备而行之乎？少师曰：盖有太阴之人，少阴之人，太阳之人，少阳之人，阴阳和平之人。凡五人者，其态不同，其筋骨气血各不等。

黄帝曰：其不等者，可得闻乎？少师曰：太阴之人，贪而不仁，下齐湛湛❶，好内而恶出，心抑❷而不发，不务于时，动而后之，此太阴之人也。

少阴之人，小贪而贼心，见人有亡，常若有得，好伤好害；见人有荣，乃反愠怒，心疾❸而无恩，此少阴之人也。

太阳之人，居处于于❹，好言大事，无能而虚说，志发于四野，举措不顾是非，为事如常自用，事虽败而常无悔，此太阳之人也。

少阳之人，禔谛好自贵，有小小官，则高自宣❺，好为外交而不内附，此少阳之人也。

阴阳和平之人，居处安静，无为惧惧，无为欣欣，婉然从物，或与不争，与时变化，尊则谦谦，谭而不治❻，是谓至治。

---

❶ 湛湛：深厚貌；聚集貌。
❷ 抑：原作“和”，据《甲乙经》卷一第十六改。
❸ 疾：《甲乙经》卷一第十六作“嫉”。疾，通“嫉”。《尚书·秦誓》：“人之有技，冒疾以恶之。”
❹ 于于：自得貌。
❺ 宣：原作“宜”，据《甲乙经》卷一第十六改。形近致误。
❻ 谭而不治：《甲乙经》卷一第十六作“卑而不谄”。

古之善用针艾者，视人五态乃治之，盛者泻之，虚者补之。

黄帝曰：治人之五态奈何？少师曰：太阴之人，多阴而无阳，其阴血浊，其卫气涩，阴阳不和，缓筋而厚皮，不之疾泻，不能移之。

少阴之人，多阴少阳，小胃而大肠，六腑不调，其阳明脉小，而太阳脉大，必审调之，其血易脱，其气易败也。

太阳之人，多阳而少阴❶，必谨调之，无脱其阴，而泻其阳，阳重脱者易狂，阴阳皆脱者，暴死不知人也。

少阳之人，多阳少阴，经小而络大，血在中而气在外❷外，实阴而虚阳，独泻其络脉则强，气脱而疾，中气❸不足，病不起也。

阴阳和平之人，其阴阳之气和，血脉调。谨❹诊其阴阳，视其邪正，安其❺容仪，审有余不足，盛则泻之，虚则补之，不盛不虚以经取之。此所以调阴阳，别五态之人者也。

黄帝曰：夫五态之人者，相与毋故，卒然新会，未知

---

❶ 少阴:《甲乙经》卷一第十六作“无阴”。“无阴”，与上太阴之人“多阴无阳”文相对。
❷ 外:《甲乙经》卷一第十六“外”上有“在”字。为是，当补。
❸ 气:《甲乙经》卷一第十六“气”下有“重”字。
❹ 谨:《甲乙经》卷一第十六“谨”上有“宜”字。
❺ 其：原脱，据《甲乙经》卷一第十六补。

其行也，何以别之？少师答曰：众人之属，不如[1]五态之人者，故五五二十五人，而五态之人不与焉。五态之人，尤不合于众者也。

黄帝曰：别五态之人奈何？少师曰：太阴之人，其状黮黮[2]然黑色，念然下意，临临[3]然长大，腘[4]然未偻，此太阴之人也。

少阴之人，其状清然窃然，固以阴贼，立而躁崄[5]，行而似伏，此少阴之人也。

太阳之人，其状轩轩储储[6]，反身折腘，此太阳之人也。

少阳之人，其状立则好仰，行则好摇，其两臂两肘则常出于背，此少阳之人也。

阴阳和平之人，其状委委[7]然，随随[8]然，颙颙[9]然，愉愉[10]然，暶暶[11]然，豆豆[12]然，众人皆曰君子，此阴阳和平之人也。

---

❶ 如：周本、马注本作“知”，《类经》卷四第三同。
❷ 黮黮：（dǎndǎn 胆胆）：黑貌。
❸ 临临：高大的样子
❹ 腘：《甲乙经》卷一第十六作“膕”。
❺ 崄（xiǎn 显）：《甲乙经》卷一第十六作“险”。“崄”同“险”。
❻ 轩轩储储：轩轩，洋洋自得貌；储储，盈盈自得貌。
❼ 委委：《甲乙经》卷一第十六作“逶逶”。委委，美也。
❽ 随随：张介宾：“顺从貌。”
❾ 颙颙（yóngyóng 喁喁）：肃静貌；仰慕貌。
❿ 愉愉：和顺和悦貌。
⓫ 暶暶：目好貌。
⓬ 豆豆：张介宾：“豆豆，磊落不乱貌。”

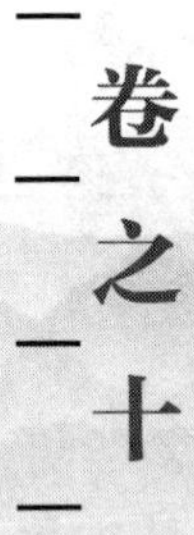

卷之十一

官能第七十三

黄帝问于岐伯曰：余闻九针于夫子，众多矣，不可胜数。余推而论之，以为一纪，余司诵之，子听其理，非则语余，请其正❶道，令可久传，后世无患，得其人乃传，非其人勿言。岐伯稽首再拜曰：请听圣王之道。

黄帝曰：用针之理，必知形气之所在，左右上下，阴阳表里，血气多少，行之逆顺，出入之合❷，谋❸伐有过。知解结，知补虚泻实，上下气门❹，明通于四海，审其所在，寒❺热淋露，以输异处，审于调气，明于经隧，左右

❶ 其正：胡本、周本、藏本并作“正其”。《太素》卷十九《知官能》作“受其”。
❷ 合：史崧《音释》：“一本作会。”
❸ 谋：《太素》卷十九《知官能》作“诛”。
❹ 气门：《太素》卷十九《知官能》作“之气”。
❺ 寒：《太素》卷十九《知官能》“寒”上有“审”字。”

肢络[1]，尽知其会。寒与热争，能合而调之；虚与实邻，知决而通之；左右不调，把[2]而行之；明于逆顺，乃知可治。阴阳不奇[3]，故知起时，审于本末，察其寒热，得邪所在，万刺不殆。知官九针，刺道毕矣。

明于五输，徐疾所在，屈伸出入，皆有条理。言阴与阳[4]，合于五行，五脏六腑，亦有所藏。四时八风，尽有阴阳，各得其位，合于明堂，各处色部，五脏六腑，察其所痛，左右上下，知其寒温，何经所在。审皮肤[5]之寒温滑涩，知其所苦。膈有上下，知其[6]气所在。先得其道，稀[7]而疏之，稍深以留之[8]，故能徐入之。大热在上，推而下之；从下上者，引而去之；视前痛[9]者，常先取之。大寒在外，留而补之；入于中者，从合泻之。针所不为，灸之所宜。上气不足，推而扬之；下气不足，积而从之；阴阳皆虚，火自当之。厥而寒甚，骨廉陷下，寒过于膝，下陵三里。阴络所过，得之留止，寒入于中，推而行之；经

---

❶ 肢络：肢，《太素》卷十九《知官能》作“支”。络，周本作“脉”。
❷ 把：史崧《音释》：“一本作犯。”
❸ 奇：《太素》卷十九《知官能》杨上善注：“奇，分也。”《说文解字注·可部》：“奇，异也。”
❹ 阳：原作“五”，据《太素》卷十九《知官能》改。
❺ 皮肤：《太素》卷十九《知官能》作“尺”。杨上善注：“言能审候尺之皮肤。”为是，当改。
❻ 其：《太素》卷十九《知官能》无“其”字。
❼ 稀：《甲乙经》卷五第四作“布”。
❽ 之：原脱，据《太素》卷十九《知官能》补。
❾ 痛：《太素》卷十九《知官能》作“病”。

陷下者，火则当之；结络坚紧，火所治之。不知所苦，两跻之下，男阴女阳[1]，良工所禁。针论毕矣。

用针之服，必有法则，上视天光，下司八正，以辟[2]奇邪，而观百姓，审于虚实，无犯其邪。是得天之露，遇岁之虚，救而不胜，反受其殃。故曰：必知天忌，乃言针意。法于往古，验于来今，观于窈冥[3]，通于无穷，粗之所不见，良工之所贵，莫知其形，若神仿佛。

邪气[4]之中人也，洒淅[5]动形。正邪之中人也微，先见于色，不知于其[6]身，若有若无，若亡若存，有形无形，莫知其情。是故上工之取气，乃救其萌芽，下工守其已成，因败其形。是故工之用针也，知气之所在，而守其门户，明于调气，补泻所在，徐疾之意，所取之处。

泻必用员，切而转之，其气乃行；疾而[7]徐出，邪气乃出；伸而迎之，遥[8]大其穴，气出乃疾。补必用方，外引其皮，令当其门，左引其枢，右推其肤，微旋而徐推之，必端以正，安以静，坚心无解；欲微以留，气下而疾

---

❶ 男阴女阳:《太素》卷十九《知官能》、《甲乙经》卷五第四作“男阳女阴”。

❷ 辟：通“避”。《左传·庄公九年》:“秦子梁子以公旗辟于下道，是以皆止。”

❸ 窈冥：史崧《音释》:“一本作冥冥。”

❹ 邪气：本书《邪气脏腑病形》《素问·八正神明论》作“虚邪”。

❺ 洒淅:《太素》卷十九《知官能》作“洫泝”。

❻ 其:《太素》卷十九《知官能》无“其”字。本书《邪气脏腑病形》同。当删。

❼ 而:《太素》卷十九《知官能》、《甲乙经》卷五第四作“入”。

❽ 遥:《甲乙经》卷五第四、《太素》卷十九《知官能》作“摇”。遥，同摇。

出之，推其皮，盖其外门，真气乃存。用针之要，无忘其[1]神。

雷公问于黄帝曰:《针论》曰：得其人乃传，非其人勿言。何以知其可传？黄帝曰：各得其人，任之其能，故能明其事。雷公曰：愿闻官能奈何？黄帝曰：明目者，可使视色；聪耳者，可使听音；捷疾辞语者，可使传论；语徐而安静，手巧而心审谛者，可使行针艾，理血气而调诸逆顺，察阴阳而兼诸方；缓节柔筋而心和调者，可使导引行气；疾毒言语轻人者，可使唾痈咒[2]病；爪苦手毒，为事善伤者，可使按积抑痹。各得其能，方乃可行，其名乃彰。不得其人，其功不成，其师无名。故曰：得其人乃言，非其人勿传，此之谓也。手毒者，可使试按龟，置龟于器下而按其上，五十日而死矣；手甘者，复生如故也。

论疾诊尺第七十四

黄帝问于岐伯曰：余欲无视色持脉，独调[3]其尺以言其病，从外知内，为之奈何？岐伯曰：审其尺之缓急、小大、滑涩，肉之坚脆，而病形[4]定矣。

---

❶ 其:《甲乙经》卷五第四、《太素》卷十九《知官能》作“养”。义胜。
❷ 咒:《太素》卷十九《知官能》作“祝”。义胜。咒（呪），通“祝”。《尚书·无逸》:“民否，则厥心违怨否，则厥口诅祝。”
❸ 调：据《太素》卷十五《尺诊》杨上善注应作“诊”。
❹ 形:《脉经》卷四第一“形”下有“变”字。

视人之目窠[1]上微痈[2]，如新卧起状，其颈脉动，时咳，按其手足上窅[3]而不起者，风水肤胀[4]也。

尺肤滑，其淖泽[5]者，风也。尺肉弱者，解㑊安卧。脱肉者，寒热，不治。尺肤滑而泽脂者，风也。尺肤涩者，风痹也。尺肤粗如枯鱼之鳞者，水泆[6]饮也。尺肤热甚，脉盛躁者，病温也；其脉盛而滑者，病[7]且出也。尺肤寒，其脉小[8]者，泄少气。尺肤炬[9]然，先热后寒者，寒热也。尺肤先寒，久大[10]之而热者，亦寒热也。

肘所独热者，腰以上热；手所独热者，腰以下热。肘前独热者，膺前热；肘后独热者，肩背热。臂中独热者，腰腹热；肘后粗[11]以下三四寸热者，肠中有虫。掌中热

---

❶ 窠:《太素》卷十五《尺诊》作“果”。《脉经》卷八第八作“裹”。
❷ 痈:《脉经》卷八第八作“拥”。本书《水胀》作“肿”。杨上善注:“痈，微肿起也。”
❸ 窅（yǎo 咬）: 深陷也。《脉经》卷八第八作“陷”。
❹ 肤胀:《脉经》卷八第八无此二字。丹波元简曰:“此一节，与诊尺之义不相干，疑是他篇错简。”
❺ 滑其淖泽: 滑,《甲乙经》卷四第二上作“温”。形近致误，当改。其,《太素》卷十五《尺诊》、《甲乙经》卷四第二上、《脉经》卷四第一作“以”。其淖泽,《太素》卷十五《尺诊》作“泽脂”。
❻ 泆:《脉经》卷四第一作“淡”。淡，通“痰”，古痰字。《王羲之·初月帖》:“淡闷干呕。”
❼ 病:《太素》卷十五《尺诊》、《脉经》卷四第一、《甲乙经》卷四第二上作“汗”。
❽ 其脉小:《甲乙经》卷四第二上、《太素》卷十五《尺诊》“其”作“甚”，属上读。小,《甲乙经》卷四第二上作“急”。
❾ 炬:《脉经》卷四第一作“炟”。
❿ 大:《太素》卷十五《尺诊》、《脉经》卷四第一、《甲乙经》卷四第二上作“持”。为是。
⓫ 粗:《甲乙经》卷四第二上作“廉”。

者，腹中热；掌中寒者，腹中寒。鱼上白肉有青血脉者，胃中有寒。尺炬然热，人迎大者，当夺血。尺坚大，脉小甚，少气；悗有加，立死。

目赤色❶者病在心，白在肺，青在肝，黄在脾，黑在肾。黄色不可名者，病在胸中。

诊目痛❷，赤脉从上下者，太阳病；从下上者，阳明病；从外走❸内者，少阳病。

诊寒热❹，赤脉上下至❺瞳子，见一脉，一岁死；见一脉半，一岁半死；见二脉，二岁死；见二脉半，二岁半死；见三脉，三岁死。

诊龋齿痛，按其阳明❻之来，有过者独热，在左左❼热，在右右热，在上上热，在下下热。

诊血脉者，多赤多热，多青多痛，多黑为久痹；多赤多黑多青皆见者，寒热❽。

身痛而❾色微黄，齿垢黄，爪甲上黄，黄疸也；安卧，

❶ 赤色:《太素》卷十七、《脉经》卷五第四、《甲乙经》卷十二第四作“色赤”。
❷ 痛:《脉经》卷五第四作“病”。
❸ 走:《脉经》卷五第四作“入”。
❹ 热:《脉经》卷五第四“热”下有“瘰疬”二字，与本书《寒热》所论合。
❺ 至:《太素》卷十五《尺诊》作“贯”。
❻ 明:原脱，据《脉经》卷五第四、《甲乙经》卷十二第六补。
❼ 左:原作“右”，据《甲乙经》卷十二第六改。
❽ 寒热:《病源》卷十二《黄疸候》“寒热”上有“必”字。
❾ 而:《甲乙经》卷十一第六、《脉经》卷五第四、《病源》卷十二《黄疸候》作“面”。

小便黄赤，脉小而涩者，不嗜食。

人病，其寸口之脉与人迎之脉小大等，及其浮沉等者，病难已也。女子手少阴脉动甚者，妊子。

婴儿病，其头毛皆逆上者，必死；耳间青脉起者，掣痛❶，大便赤瓣❷飧泄，脉小者，手足寒，难已；飧泄，脉小，手足温，泄易已。

四时之变，寒暑之胜，重阴必阳，重阳必阴。故阴主寒，阳主热；故寒甚则热，热甚则寒；故曰寒生热，热生寒。此阴阳之变也。故曰冬伤于寒，春生瘅热❸；春伤于风，夏生后泄肠澼❹；夏伤于暑，秋生痎疟；秋伤于湿，冬生咳嗽。是谓四时之序也。

刺节真邪第七十五

黄帝问于岐伯曰：余闻刺有五节奈何？岐伯曰：固有五节：一曰振埃，二曰发蒙，三曰去爪❺，四曰彻衣，五曰解惑。黄帝曰：夫子言五节，余未知其意。岐伯曰：振埃者，刺外经，去阳病也。发蒙者，刺腑输，去腑病也。

---

❶ 掣痛:《甲乙经》卷十二第十一作“瘈（瘛）腹痛”。

❷ 赤瓣:《甲乙经》卷十二第十一作“青瓣”。《脉经》卷九第九作“赤青瓣”。

❸ 瘅热:《素问·阴阳应象大论》作“温病”。瘅，古同“疸”。

❹ 后泄肠澼：后泄，《太素》卷三十《四时之变》、《素问·阴阳应象大论》及马注本作“飧泄”，肠澼，《素问·阴阳应象大论》、《甲乙经》卷十一第五无“肠澼”二字。

❺ 爪:《甲乙经》卷九第十一作“衣”。《太素》卷二十二《五节刺》杨上善注谓“水字错为爪字”。作“水”，似是。

去爪者，刺关节肢[1]络也。彻衣者，尽刺诸阳之奇输也。解惑者，尽知调阴阳，补泻有余不足，相倾移也。

黄帝曰：刺节言振埃，夫子乃言刺外经，去阳病，余不知其所谓也，愿卒闻之。岐伯曰：振埃者，阳气大逆，上满于胸中，愤瞋[2]肩息，大气逆上，喘喝坐伏，病恶埃烟，䭇[3]不得息。请言振埃，尚疾于振埃。黄帝曰：善。取之何如？岐伯曰：取之天容。黄帝曰：其咳上气，穷诎胸痛者，取之奈何？岐伯曰：取之廉泉。黄帝曰：取之有数乎？岐伯曰：取天容者，无过一里[4]，取廉泉者，血变而止。帝曰：善哉！

黄帝曰：刺节言[5]发蒙，余不得其意。夫发蒙者，耳无所闻，目无所见，夫子乃言刺腑输，去腑病[6]，何输使然？愿闻其故。岐伯曰：妙乎哉问也！此刺之大约，针之极也，神明之类也，口说书卷犹不能及也。请言发蒙耳[7]，尚疾于发蒙也。黄帝曰：善。愿卒闻之。岐伯曰：

---

❶ 肢:《甲乙经》卷九第十一、《太素》卷二十二《五节刺》作“支”。肢，古通作“支”。丹波元简:“肢即支字。”

❷ 愤瞋：愤，《太素》卷二十二《五节刺》作“烦”。瞋，《甲乙经》卷九第三及马注本、张注本作“䐜”。义胜。

❸ 恶埃烟䭇:《甲乙经》卷九第三作“咽噎”。䭇，《集韵》:“一结切，音噎。”《玉篇》:“食不下也。”

❹ 无过一里:《甲乙经》卷九第三作“深无一里”，《太素》卷二十二《五节刺》作“无过一里而止”。杨上善注:“一里，一寸也。”

❺ 言：原作“善”，据《太素》卷二十二《五节刺》改，以与文例亦合。

❻ 去腑病:《太素》卷二十二《五节刺》无“去腑病”三字。

❼ 耳:《太素》卷二十二《五节刺》无“耳”字，与文例合。似衍。

刺此者，必于日中，刺其听宫，中其眸子，声闻于耳，此其输也。黄帝曰：善，何谓声闻于耳？岐伯曰：邪刺[1]，以手坚按其两鼻窍而疾偃，其声必应于针也。黄帝曰：善。此所谓弗见为之，而无目视，见而取之，神明相得者也。

黄帝曰：刺节言[2]去爪，夫子乃言刺关节肢络，愿卒闻之。岐伯曰：腰脊者，身之大关节也；肢胫者，人之管[3]以趋翔也；茎垂[4]者，身中之机，阴精之候，津液之道也。故饮食不节，喜怒不时，津液内溢，乃下留于睾，血[5]道不通，日大不休，俯仰不便，趋翔不能，此病荣然[6]有水，不上不下，铍[7]石所取，形不可匿，常[8]不得蔽，故命曰去爪，帝曰：善。

黄帝曰：刺节言彻衣，夫子乃言尽刺诸阳之奇输，未有常处也，愿卒闻之。岐伯曰：是阳气有余而阴气不足，阴气不足则内热，阳气有余则外热，内[9]热相搏，热于怀

❶ 邪刺：原作“刺邪”，据《太素》卷二十二《五节刺》乙正，以与《灵枢·刺节真邪》“刺有五邪”契合。邪，通“斜”。
❷ 言：原作“善”，据《太素》卷二十二《五节刺》改。
❸ 管：《太素》卷二十二《五节刺》作“所”。
❹ 垂：《甲乙经》卷九第十一作“睾”。义同。
❺ 血：《太素》卷二十二《五节刺》、《甲乙经》卷九第十一作“水”。
❻ 荣然：荣，《甲乙经》卷九第十一、《太素》卷二十二《五节刺》作“荥”。为是。杨上善注：“荥然，水聚也。”
❼ 铍：《太素》卷二十二《五节刺》、《甲乙经》卷九第十一作“铫”。
❽ 常：《甲乙经》卷九第十一作“裳”。常，同“裳”。
❾ 内：《太素》卷二十二《五节刺》作“与”。《甲乙经》卷七第一上作“两”。

炭，外畏绵帛，近[1]不可近身，又不可近席。腠理闭塞则汗不出，舌焦唇槁，腊干嗌燥，饮食不让美恶。黄帝曰：善。取之奈何？岐伯曰：取之于其天府、大杼三痏，又刺中膂以去其热，补足手太阴以去其汗，热去汗稀，疾于彻衣。黄帝曰：善。

黄帝曰：《刺节》言解惑，夫子乃言尽知调阴阳，补泻有余不足，相倾移也，惑[2]何以解之？岐伯曰：大风在身，血脉偏虚，虚者不足，实者有余，轻重不得，倾侧宛伏，不知东西，不知南北，乍上乍下，乍反乍复，颠倒无常，甚于迷惑。黄帝曰：善。取之奈何？岐伯曰：泻其有余，补其不足，阴阳平复。用针若此，疾于解惑。黄帝曰：善。请藏之灵兰之室，不敢妄出也。

黄帝曰：余闻刺有五邪，何谓五邪？岐伯曰：病有持[3]痈者，有容[4]大者，有狭[5]小者，有热者，有寒者，是谓五邪。黄帝曰：刺五邪奈何？岐伯曰：凡刺五邪之方，不过五章，瘅热消灭，肿聚散亡，寒痹益温，小者益阳，大者必去，请道其方。

---

❶ 近:《甲乙经》卷七第一上、《太素》卷二十二《五节刺》作“衣”。似是。
❷ 惑:《甲乙经》卷十第二下无“惑”字。
❸ 持:《太素》卷二十二《五邪刺》作“时”。
❹ 容:《甲乙经》卷五第五无“容”字。
❺ 狭:《甲乙经》卷五第五无“狭”字。

凡刺痈邪无迎陇，易俗移性不得脓，脆[1]道更行去其乡，不安处所[2]乃散亡。诸阴阳过痈者，取之其输泻之。

凡刺大邪，日[3]以小，泄夺其有余乃益虚，剽其通[4]，针其邪，肌肉亲，视之毋有反其真，刺诸阳分肉间。

凡刺小邪日以大，补其不足乃无害，视其所在迎之界，远近尽至其[5]不得外，侵而行之乃自费，刺分肉间。

凡刺热邪越而苍[6]，出游不归乃无病，为开通[7]辟门户，使邪得出病乃已。

凡刺寒邪日以温，徐往徐来[8]致其神，门户已闭气不分，虚实得调其[9]气存也[10]。

---

❶ 脆:《太素》卷二十二《五邪刺》作“诡”。《甲乙经》卷五第二作“越”。诡，通“恑（guǐ 鬼）”。陆机《辩亡论》:“古今诡趣。”注:“诡，变也。同恑。”作“诡”似是。诡道，变易不同之道。

❷ 所:《太素》卷二十二《五邪刺》杨上善注作“病”字。

❸ 日:《甲乙经》卷五第二作“曰”。下“日以大”，《太素》卷十二《五邪刺》、《甲乙经》卷五第二作“曰以大”。

❹ 通:《太素》卷二十二《五邪刺》作“道”。为是。

❺ 其:《甲乙经》卷五第二无“其”字。

❻ 苍:《太素》卷二十二《五邪刺》、《甲乙经》卷五第二作“沧”。苍、沧，义近，均有寒冷之义。

❼ 通：马注本、张注本无“通”字。《太素》卷二十二《五邪刺》、《甲乙经》卷五第二作“道乎”。

❽ 徐来:《太素》卷二十二《五邪刺》、《甲乙经》卷五第二作“疾去”。

❾ 其:《太素》卷二十二《五邪刺》、《甲乙经》卷五第二作“真”。

❿ 凡刺痈邪……调其气存也：刘衡如认为此段文字为韵文，并据《甲乙经》《太素》整理如下:“凡刺痈邪无迎陇，易俗移性不得脓，诡道更行去其乡，不安处所乃散亡。凡刺大邪日以小，泄夺有余剽其道，针干其邪肌肉亲，视之无有反其真。凡刺小邪日以大，补其不足乃无害，视其所在迎之界，远近尽至不得外，侵而行之乃自费。凡刺热邪越而沧，出游不归乃无病，为开道乎辟门户，使邪得出病乃已。凡刺寒邪日以温，徐往疾去致其神，门户已闭气不分，虚实得调其气存。”

黄帝曰：官针奈何？岐伯曰：刺痈者用铍针，刺大者用锋针，刺小者用员利针，刺热者用镵针，刺寒者用毫针也。

请言解论，与天地相应，与四时相副，人参天地，故可为解。下有渐洳，上生苇蒲，此所以知形气之多少也。阴阳者，寒暑也，热则滋雨❶而在上，根荄❷少汁。人气在外，皮肤缓，腠理开，血气减❸，汗❹大泄，皮❺淖泽；寒则地冻水冰，人气在中，皮肤致，腠理闭，汗不出，血气强，肉坚涩。当是之时，善行水者，不能往冰；善穿地者，不能凿冻；善用针者，亦不能取四厥；血脉凝结，坚搏不往来者，亦未可即柔。故行水者必待天温冰释，穿地者必待❻冻解，而水可行、地可穿也。人脉犹是也。治厥者，必先熨❼调和其经，掌与腋、肘与脚、项与脊以调之，火气已通，血脉乃行，然后视其病，脉淖泽者刺而平之，坚紧者破而散之，气下乃止。此所谓以解结者也。

用针之类，在于调气。气积于胃，以通营卫，各行其

---

❶ 雨:《太素》卷二十二《五邪刺》无“雨”字。

❷ 荄（gāi 该）:《甲乙经》卷七第三作“茎”。荄，《说文解字·艸部》:“草根也。”作“荄”是。

❸ 血气减:《太素》卷二十二《五邪刺》“减”作“泄”。《甲乙经》卷七第三作“盛”。《灵枢经校注》:“血气减三字误窜，应乙在汗大泄后。”

❹ 汗：原误作“汁”，据《甲乙经》卷七第三、《太素》卷二十二《五邪刺》改。

❺ 皮:《太素》卷二十二《五邪刺》作“肉”，与下文“肉坚涩”相对。为是。

❻ 穿地者必待：此五字原脱，据《甲乙经》卷七第三补。

❼ 熨:《甲乙经》卷七第三“熨”下有“火以”二字。义胜。

道。宗气留于海，其下者注于气街，其上者走❶于息道。故厥在于足，宗气不下，脉中之血凝而留止，弗之火调，弗能取之。

用针者，必先察其经络之实虚，切而循之，按而弹之，视其应❷动者，乃后取之❸而下之。六经调者，谓之不病，虽病，谓之自已也。一经上实下虚而不通者，此必有横络盛加于大经，令之不通，视而泻之❹。此所谓解结也。

上寒下热，先刺其项太阳，久留之，已刺❺则熨项与肩胛，令热下合乃止，此所谓推而上之者也。

上热下寒，视其虚脉而陷之❻于经络者取之，气下乃止。此所谓引而下之者也。

大热遍身，狂而妄见、妄闻、妄言，视足阳明及大络取之，虚者补之，血而实者泻之，因其❼偃卧，居其头前，以两手四指挟按颈动脉，久持之，卷而切推，下至缺盆中，而复止❽如前，热去乃止。此所谓推而散之者也。

---

❶ 走:《甲乙经》卷七第三作“注”。
❷ 应:《太素》卷二十二《五邪刺》作“变”。
❸ 之:《甲乙经》卷七第三、《太素》卷二十二《五邪刺》无“之”字，衍文，当删。
❹ 之:《甲乙经》卷七第三“之”下有“通而决之”四字。
❺ 刺:《太素》卷二十二《五邪刺》无“刺”字。
❻ 之:《太素》卷二十二《五邪刺》、《甲乙经》卷七第三、《千金要方》卷十四第五作“下”。
❼ 其:《太素》卷二十二《五邪刺》、《甲乙经》卷七第三作“令”。
❽ 止:《太素》卷二十二《五邪刺》作“上”。

黄帝曰：有一脉生数十病者，或痛，或痈，或热，或寒，或痒，或痹，或不仁，变化无穷，其故何也？岐伯曰：此皆邪气之所生也。

黄帝曰：余闻气者，有真气，有正气，有邪气，何谓真气[1]？岐伯曰：真气者，所受于天，与谷气并而充身[2]也。正气者，正风也，从一方来，非实风，又非虚风也。邪气者[3]，虚风之贼伤人也，其中人也深，不能自去。正风者，其中人也浅，合而自去，其气来柔弱，不能胜[4]真气，故自去。

虚邪之中人也，洒淅动形，起毫毛而发腠理。其入深，内搏于骨，则为骨痹。搏于筋，则为筋挛。搏于脉中，则为血闭不通，则为痈。搏于肉，与卫气相搏，阳胜者则为热，阴胜者则为寒，寒则真[5]气去，去则虚，虚则寒。搏于皮肤之间，其气外发，腠理开，毫毛摇，气往来行，则为痒；留而不去，则痹；卫气不行，则为不仁。

虚邪偏客[6]于身半，其入深，内居荣卫，荣卫稍衰，则真气去，邪气独留，发为偏枯。其邪气浅者，脉偏痛。

虚邪之入于身也深，寒与热相搏，久留而内著，寒胜

---

❶ 何谓真气:《甲乙经》卷十第一下作“何谓也”，与文例合。
❷ 身:《甲乙经》卷十第一“身”下有“者”字。
❸ 者:《甲乙经》卷十第一下“者”后有“虚风也”三字。
❹ 胜:《甲乙经》卷十第一下作“伤”。
❺ 真:《甲乙经》卷十第一下作“其”。
❻ 偏客：原作“偏容”，据《甲乙经》卷十第二下改。形近致误。

其热，则骨疼肉枯；热胜其寒，则烂肉腐肌为脓，内伤骨，内伤骨为骨蚀。有所疾前筋[1]，筋屈不得伸，邪气居其间而不反，发于筋溜[2]。有所结，气归之，卫气留之不得反，津液久留，合而为肠溜，久者数岁乃成，以手按之柔。已有所结，气归之，津液留之，邪气中之，凝结日以易甚，连以聚居，为昔瘤，以手按之坚。有所结，深中骨，气因于骨，骨与气并，日以益大，则为骨疽。有所结，中于肉，宗气归之，邪留而不去，有热则化而为脓，无热则为肉疽。凡此数气者，其发无常处，而有常名也。

卫气行第七十六

黄帝问于岐伯曰：愿闻卫气之行，出入之合[3]，何如？岐伯曰：岁有十二月，日有十二辰，子午为经，卯酉为纬，天周[4]二十八宿，而一面七星，四七二十八星，房昴为纬，虚张为经。是故房至毕为阳，昴至心为阴，阳主昼，阴主夜。故卫气之行，一日一夜五十周于身，昼日行于阳二十五周，夜行于阴二十五周，周于五脏。

是故平旦阴[5]尽，阳气出于目，目张则气上行于头，

---

❶ 筋:《甲乙经》卷十一第九下无“筋”字。
❷ 溜:《甲乙经》卷十一第九下作“瘤”。
❸ 合:《甲乙经》卷一第九作“会”。
❹ 天周:《甲乙经》卷一第九作“周天”。
❺ 阴:《太素》卷十二《卫五十周》、《甲乙经》卷一第九“阴”下有“气”字。

循项下足太阳，循背下至小指之端。其散者，别于目锐眦，下手太阳，下至手小指之间[1]外侧。其散者，别于目锐眦，下足少阳，注小指次指之间。以上循手少阳之分，侧[2]下至小指[3]之间。别者，以上至耳前，合于颔脉，注足阳明，以下行至跗上，入五指之间。其散者，从耳下下手阳明，入[4]大指之间，入掌中。其至于足也，入足心，出内踝下，行阴分，复合于目，故为一周。

是故日行一舍，人气行于身[5]一周与十分身之八；日行二舍，人气行于身三周[6]与十分身之六；日行三舍，人气行于身五周与十分身之四；日行四舍，人气行于身七周与十分身之二；日行五舍，人气行于身九周；日行六舍，人气行于身十周与十分身之八；日行七舍，人气行于身十二周在身与十分身之六；日行十四舍，人气二十五周于身有奇分与十分身之四，阳尽于阴[7]，阴受气矣。其始入于阴，常从足少阴注于肾，肾注于心，心注于肺，肺注于

---

❶ 之间:《甲乙经》卷一第九无“之间”二字。《太素》卷十二《卫五十周》“间”作“端”。

❷ 侧:《太素》卷十二《卫五十周》无“侧”字。

❸ 指:《太素》卷十二《卫五十周》“指”下有“次指”二字。

❹ 入:《太素》卷十二《卫五十周》无“入”字。杨上善注“入”作“至”。

❺ 于身：二字原脱，据《甲乙经》卷一第九、《素问·八正神明论》王冰注引本书补，以与上下文例合

❻ 于身三周：原作“二周于身”，据《甲乙经》卷一第九、《素问·八正神明论》王冰注引本书乙正，以与上下文例合。

❼ 于阴:《太素》卷十二《卫五十周》作“而”，属下读。

肝，肝注于脾，脾复注于肾，为一[1]周。是故夜行一舍，人气行于阴脏[2]一周与十分脏之八，亦如阳行之二十五周，而复合于目。阴阳一日一夜，合有奇分十分身之四[3]与十分脏之二，是故人之所以卧起之时有早晏者，奇分不尽故也。

黄帝曰：卫气之在于身也，上下往来不[4]以期，候气而刺之奈何？伯高曰：分有多少，日有长短，春秋冬夏，各有分理，然后常以平旦为纪，以夜尽为始。是故一日一夜，水下百刻；二十五刻者，半日之度也。常如是毋已，日入而止，随日之长短，各以为纪而刺之。谨候其时，病可与期；失时反候者，百病不治。故曰：刺实者，刺其来也；刺虚者，刺其去也。此言气存亡之时，以候虚实而刺之。是故谨候气之所在而刺之，是谓逢时。病[5]在于三阳，必候其气在于阳而刺之；病在于三阴，必候其气在阴分而刺之。

水下一刻，人气在太阳；水下二刻，人气在少阳；水下三刻，人气在阳明；水下四刻，人气在阴分。水下五刻，人气在太阳；水下六刻，人气在少阳；水下七刻，人

---

❶ 一：原脱，据《甲乙经》卷一第九、《太素》卷十二《卫五十周》补。
❷ 阴脏：《甲乙经》卷九第一作“身”。义胜。
❸ 四：《太素》卷十二《卫五十周》作“二”。义胜。
❹ 不：《甲乙经》卷一第九作“无”。
❺ 病：原脱，据《甲乙经》卷一第九、《太素》卷十二《卫五十周》补，以与下文“病在于三阴”文例合。

气在阳明；水下八刻，人气在阴分。水下九刻，人气在太阳；水下十刻，人气在少阳；水下十一刻，人气在阳明；水下十二刻，人气在阴分。水下十三刻，人气在太阳；水下十四刻，人气在少阳；水下十五刻，人气在阳明；水下十六刻，人气在阴分。水下十七刻，人气在太阳；水下十八刻，人气在少阳；水下十九刻，人气在阳明；水下二十刻，人气在阴分。水下二十一刻，人气在太阳；水下二十二刻，人气在少阳；水下二十三刻，人气在阳明；水下二十四刻，人气在阴分。水下二十五刻，人气在太阳。此半日[1]之度也。从房至毕一十四舍，水下五十刻，日行半度。回行一舍，水下三刻与七分刻之四。《大要》曰：常以日之加于宿上也，人气在太阳。是故日行一舍，人气行三阳与[2]阴分，常如是无已，与天地同纪，纷纷盼盼[3]，终而复始，一日一夜，水下百刻而尽矣。

❶ 日：原作"月"，据《太素》卷十二《卫五十周》改。
❷ 与："与"上原有"行"字，据《太素》卷十二《卫五十周》删。
❸ 纷纷盼盼（pāpā 啪啪）：杂乱纷纭貌。

九宫八风第七十七

合八风虚实邪正

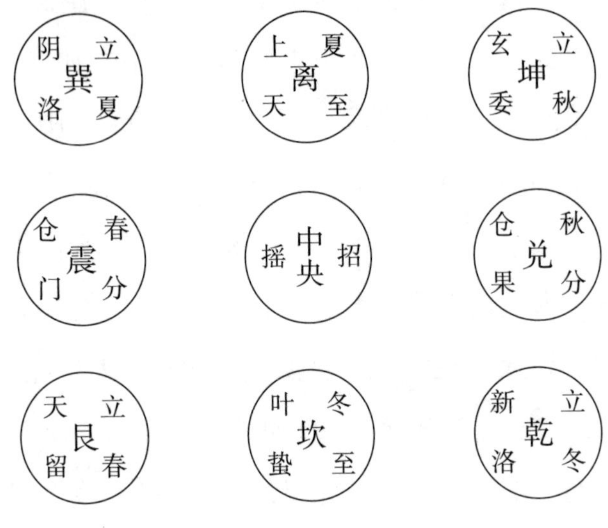

立夏	四	阴洛 东南方	夏至	九	上天 南方	立秋	二	玄委 西南方
春分	三	仓门 东方	招摇	五	中央	秋分	七	仓果 西方
立春	八	天留 东北方	冬至	一	叶蛰 北方	立冬	六	新洛 西北方

太一常以冬至之日，居叶蛰之宫四十六日，明日居天留四十六日，明日居仓门四十六日，明日居阴洛四十五日，明日居天宫四十六日，明日居玄委四十六日，明日居仓果四十六日，明日居新洛四十五日，明日复居叶蛰之宫，曰冬至矣。

太一日游，以冬至之日，居叶蛰之宫，数所在，日从一处至九日复反于一，常如是无已，终而复始。

太一移日，天必应之以风雨，以其日风雨则吉，岁美民安少病矣。先之则多雨，后之则多旱[1]。

太一在冬至之日有变，占在君；太一在春分之日有变，占在相；太一在中宫之日有变，占在吏；太一在秋分之日有变，占在将；太一在夏至之日有变，占在百姓。所谓有变者，太一居五宫之日，疾[2]风折树木，扬沙石。各以其所主[3]占贵贱，因视风所从来而占之。风[4]从其所居之乡来为实风，主生长养万物；从其冲后来为虚风，伤[5]人者也，主杀主害者。谨候虚风而避之，故圣人日避虚邪之道，如避矢石然，邪弗能害，此之谓也。

是故太一入徙，立于中宫，乃朝八风，以占吉凶也。风从南方来，名曰大弱风，其伤人也，内舍于心，外在于脉，其气主为热[6]。风从西南方来，名曰谋风，其伤人也，内舍于脾，外在于肌[7]，其气主为弱。风从西方来，名曰刚风，其伤人也，内舍于肺，外在于皮肤，其气主为燥。

---

❶ 旱：原作“汗”，据《太素》卷二十八《九宫八风》改。
❷ 疾：原作“病”，据《太素》卷二十八《九宫八风》改。
❸ 主：《太素》卷二十八《九宫八风》作“生”。
❹ 风：《太素》卷二十八《九宫八风》无“风”字。
❺ 伤：《甲乙经》卷六第一“伤”上有“贼”字。
❻ 其气主为热：原作“气主热”，据《甲乙经》卷六第一、《太素》卷二十八《九宫八风》改，以与下文文例合。
❼ 肌：《甲乙经》卷六第一“肌”下有“肉”字。《素问·移精变气论》《素问·脉要精微论》王冰注引“肌”并作“肉”。

风从西北方来，名曰折风，其伤人也，内舍于小肠，外在于手太阳脉，脉绝则泄❶，脉闭则结不通，善暴死。风从北方来，名曰大刚风，其伤人也，内舍于肾，外在于骨与肩背之膂筋，其气主为寒也。风从东北方来，名曰凶风，其伤人也，内舍于大肠，外在于两胁腋骨下及肢节。风从东方来，名曰婴儿风，其伤人也，内舍于肝，外在于筋纽，其气主为身❷湿。风从东南方来，名曰弱风，其伤人也，内舍于胃，外在肌肉，其气主体重。

此八风皆从其虚之乡来，乃能病人，三虚相搏❸，则为暴病卒死。两实一虚，病则为淋露寒热，犯其雨湿之地则为痿。故圣人避风，如避矢石焉。其有三虚而偏中于邪风，则为击仆偏枯矣。

❶ 泄：原作"溢"，据《甲乙经》卷六第一改。
❷ 身：《甲乙经》卷六第一无"身"字。
❸ 搏：原作"抟"，据周本、道藏本、马注本、张注本、《类经》二十七卷第三十五改。

卷之十二

九针论第七十八

黄帝曰：余闻九针于夫子，众多博大矣。余犹不能寤，敢问九针焉生？何因而有名？岐伯曰：九针者，天地之大❶数也，始于一而终于九。故曰❷：一以法❸天，二以法地，三以法人，四以法时❹，五以法音❺，六以法律❻，七以法星❼，八以法风❽，九以法野❾。

黄帝曰：以针应九之数奈何？岐伯曰：夫圣人之起天地之数也，一而九之，故以立九野；九而九之，

❶ 大:《甲乙经》卷五第二无“大”字。
❷ 故曰:《甲乙经》卷五第二“故”下无“曰”字，“故”字属下读。
❸ 以法:《素问·针解》无“以法”二字。下文“以法”同。
❹ 时:《甲乙经》卷五第二、《太素》卷二十一《九针所象》作“四时”。
❺ 音:《甲乙经》卷五第二、《太素》卷二十一《九针所象》作“五音”。
❻ 律:《甲乙经》卷五第二、《太素》卷二十一《九针所象》作“六律”。
❼ 星:《甲乙经》卷五第二、《太素》卷二十一《九针所象》作“七星”。
❽ 风:《甲乙经》卷五第二、《太素》卷二十一《九针所象》作“八风”。
❾ 野:《甲乙经》卷五第二、《太素》卷二十一《九针所象》作“九野”。

九九八十一，以起黄钟[1]数焉，以针应数也。

一者天也，天者阳也，五脏之应天者肺也[2]，肺者五脏六腑之盖也，皮者肺之合也，人之阳也。故为之治针[3]，必以大其头而锐其末，令无得深入而阳气出。

二者地也[4]，人之所以应土者肉也。故为之治针[5]，必筒其身而员其末，令无得[6]伤肉分，伤则气[7]竭。

三者人也，人之所以成生者血脉也。故为之治针[8]，必大其身而员其末，令可以按脉勿陷，以致其气，令邪气独出。

四者时也，时者四时八风之客于经络之中，为痼病[9]者也。故为之治针，必筒其身而锋其末，令可以泻热出血，而痼病竭。

五者音也，音者冬夏之分，分于子午，阴与阳别，寒与热争，两气相搏，合为痈脓者也。故为之治针[10]，必令

---

❶ 黄钟：六律之一，为古代矫正音律的乐器。黄钟长九寸，每寸九分，共计八十一分，故与天地之数相应。

❷ 也：原脱，据《甲乙经》卷五第二补，以与文例合。

❸ 针：《甲乙经》卷五第二“针”上有“镵”字。

❹ 也：《甲乙经》卷五第二、《太素》卷二十一《九针所象》“也”下有“地者土也”四字。

❺ 针：《甲乙经》卷五第二“针”上有“员”字。

❻ 得：《太素》卷二十一《九针所象》无“得”字。

❼ 气：《太素》卷二十一《九针所象》无“气”字。

❽ 针：《甲乙经》卷五第二“针”上有“鍉”字。

❾ 痼病：原作“瘤病”，据《甲乙经》卷五第二、《太素》卷二十一《九针所象》改，与下文“痼病竭”相合。

❿ 针：《甲乙经》卷五第二“针”上有“铍”字。

其末如剑锋，可以取大脓[1]。

六者律也，律者调阴阳四时而合十二经脉，虚邪客于经络而为暴痹者也。故为之治针[2]，必令尖如氂，且员且锐，中身微大，以取暴气。

七者星也，星者人之七窍，邪之所[3]客于经，而为痛痹，舍于经络[4]者也。故为之治针[5]，令尖如蚊虻喙，静以徐往，微以久留，正气因之，真邪俱往，出针而养者也。

八者风也，风者人之股肱八节也，八正之虚风，八风[6]伤人，内舍于骨解腰脊节腠[7]之间，为深痹也。故为之治针，必薄[8]其身，锋其末，可以取深邪远痹。

九者野也，野者人之节解皮肤之间也，淫邪流溢于身，如风水之状，而溜[9]不能过于机关大节者也。故为之治针[10]，令尖如挺，其锋微员，以取大气之不能过于关节者也。

黄帝曰：针之长短有数乎？岐伯曰：一曰镵针者，取

---

❶ 脓:《甲乙经》卷五第二“脓”下有“出血”二字。
❷ 针:《甲乙经》卷五第二“针”上有“员（圆）利”二字。
❸ 之所:《太素》卷二十一《九针所象》无“之所”二字。
❹ 而为痛痹，舍于经络:《甲乙经》卷五第二作“舍于络，而为痛痹”。
❺ 针:《甲乙经》卷五第二“针”上有“毫”字。
❻ 八风:《甲乙经》卷五第二无“八风”二字当删。
❼ 腠：原“腠”后衍“理”字，据《甲乙经》卷五第二、《太素》卷二十一《九针所象》删。
❽ 薄：原作“长”，据《甲乙经》卷五第二改，与本书《九针十二原》“锋针身薄”之义合。
❾ 而溜:《甲乙经》卷五第二无“而溜”二字。
❿ 针:《甲乙经》卷五第二“针”上有“大”字。

法于巾针❶，去末寸半❷卒锐之，长一寸六分，主热在头身也。二曰员针，取法于絮针，筒其身而卵其锋，长一寸六分，主治分间气。三曰鍉针，取法于黍粟之锐，长三寸半，主按脉取气，令邪出。四曰锋针，取法于絮针，筒其身，锋其末，长一寸六分，主痈❸热出血。五曰铍针，取法于剑锋，广二分半，长四寸，主大痈脓，两热争者也。六曰员利针，取法于氂❹针，微大其末，反小其身，令可深内也，长一寸六分，主取痈❺痹者也。七曰毫针，取法于毫毛，长一寸六分，主寒热❻痛痹在络者也。八曰长针，取法于綦针，长七寸，主取深邪远痹者也。九曰大针，取法于锋针，其锋微员，长四寸，主取大气不出关节者也。针形毕矣，此九针大小长短法也。

黄帝曰：愿闻身形应九野奈何？岐伯曰：请言身形之应九野也，左足应立春，其日戊寅己丑；左胁应春分，其日乙卯；左手应立夏，其日戊辰己巳；膺喉首头应夏至，

---

❶ 巾针：史崧《音释》："一本作布针。"《甲乙经》卷五第二、《太素》卷二十一《九针所象》并作"布针"。巾针，古代生活用针具。又称"布针"。
❷ 寸半：《甲乙经》卷五第二、《太素》卷二十一《九针所象》作"半寸"。为是，当乙正。
❸ 痈：《甲乙经》卷五第二作"泻"。
❹ 氂（máo 毛）："氂"下原衍"针"字，据《太素》卷二十一《九针所象》删。本书《九针十二原》"员利针者，大如氂"可证。
❺ 痈：《圣济总录》卷一百九十二、《医心方》卷二第五"痈"下并有"暴"字。《甲乙经》卷五第二"痈"下有"肿暴"二字。
❻ 寒热：《甲乙经》卷五第二无"寒热"二字，《太素》卷二十一《九针所象》无"热"字。二字疑衍文。

其日丙午；右手应立秋，其日戊申己未；右胁应秋分，其日辛酉；右足应立冬，其日戊戌己亥；腰尻下窍应冬至，其日壬子。六腑、膈下三脏应中州，其[1]大禁，大禁太一所在之日及诸戊己。凡此九者，善候八正所在之处，所主左右上下身体有痈肿者，欲治之，无以其所直[2]之日溃治之，是谓天忌日也。

形乐志苦，病生于脉，治之以灸刺。形苦志乐，病生于筋，治之以熨引。形乐志乐，病生于肉，治之以针石。形苦志苦，病生于咽喝[3]，治之以甘药。形数惊恐，筋脉[4]不通，病生于不仁，治之以按摩醪药[5]。是谓形[6]。

五脏气：心主噫，肺主咳，肝主语，脾主吞，肾主欠[7]。六腑气：胆为怒，胃为气逆哕[8]，大肠小肠为泄，膀胱不约为遗溺，下焦溢为水。

五味[9]：酸入肝，辛入肺，苦入心，甘入脾，咸入肾，

---

❶ 其:《甲乙经》卷十一第九下“其”下有“日”字，与文例合。
❷ 直：通“值”。当也。《史记·项羽本纪》:“直夜溃围。”
❸ 喝:《素问·血气形志》作“嗌”。《太素》卷十九《知形志所宜》杨上善注:“喝有本作渴。”《甲乙经》卷六第二作“困竭”。
❹ 筋脉:《素问·血气形志》、《甲乙经》卷六第二作“经络”。
❺ 药:《甲乙经》卷六第二作“醴”。
❻ 是谓形:《甲乙经》卷六第二作“是谓五形志也”。于义为顺。
❼ 欠:《素问·宣明五气》“欠”下有“为嚏”二字。《太素》卷六《脏腑气液》杨上善注引《素问》作“肾主嚏”。
❽ 哕:《素问·宣明五气》、《太素》卷六《脏腑气液》“哕”上有“为”字。为是。
❾ 五味:《素问·宣明五气篇》“五味”下有“所入”二字。

淡入胃[1]，是谓五味[2]。

五并[3]：精气并肝则忧，并心则喜，并肺则悲，并肾则恐，并脾则畏[4]，是谓五精之气并于脏也。

五恶[5]：肝恶风，心恶热，肺恶寒，肾恶燥，脾恶湿，此五脏气所恶也。

五液[6]：心主[7]汗，肝主泣[8]，肺主涕，肾主唾，脾主涎，此五液所出[9]也。

五劳[10]：久视伤血，久卧伤气，久坐伤肉，久立伤骨，久行伤筋，此五久劳所病也[11]。

五走[12]：酸走筋，辛走气，苦走血，咸走骨，甘走肉，是谓五走也。

五裁[13]：病在筋无[14]食酸，病在气无食辛，病在骨无食咸，病在血无食苦，病在肉无食甘。口嗜而欲食之，不可

---

❶ 淡入胃:《素问·宣明五气篇》无此三字。疑衍。
❷ 味:《素问·宣明五气篇》作“入”。为是。
❸ 五并:《素问·宣明五气篇》作“五精所并”。
❹ 畏:《甲乙经》卷一第一作“饥”。《素问·宣明五气》王冰注:“一经云，饥也。”其说与《甲乙经》合。
❺ 五恶:《素问·宣明五气篇》作“五脏所恶”。
❻ 五液:《素问·宣明五气篇》作“五脏化液”。
❼ 主:《素问·宣明五气篇》作“为”。后同。
❽ 主泣:《素问·宣明五气篇》作“为泪”。
❾ 出:《太素》卷六《脏腑气液》作“生”。
❿ 五劳:《素问·宣明五气篇》作“五劳所伤”。
⓫ 此五久劳所病也:《素问·宣明五气篇》作“是为五劳所伤”。义胜。
⓬ 五走:《音释》注:“五凑。”《素问·宣明五气篇》无此标题，乃与下节“五裁”之文合于“五味所禁”中，其文稍异。
⓭ 五裁:《音释》:“《素问》作五禁。”
⓮ 无:《素问·宣明五气》“无”下有“多”字。

多也，必自裁也，命曰五裁。

五发[1]：阴病发于骨，阳病发于血，以味发于气[2]，阳病发于冬，阴病发于夏。

五邪[3]：邪入于阳则为狂，邪入于阴，则为血[4]痹；邪入于阳，转[5]则为癫疾；邪入于阴，转则为喑[6]；阳入之于阴，病静；阴出之于阳，病喜怒。

五藏[7]：心藏神，肺藏魄，肝藏魂，脾藏意，肾藏精志也。

五主[8]：心主脉，肺主皮，肝主筋，脾主肌[9]，肾主骨。

阳明多血多[10]气，太阳多血少气，少阳多气少血，太阴多血少气，厥阴多血少气，少阴多气少血。故曰：刺阳明出血气，刺太阳出血恶气，刺少阳出气恶血，刺太阴出血恶气，刺厥阴出血恶气，刺少阴出气恶[11]血也。

足阳明太阴为表里，少阳厥阴为表里，太阳少阴为表里，是谓足之阴阳也；手阳明太阴为表里，少阳心主为表

---

❶ 五发:《素问·宣明五气篇》作“五病所发”。
❷ 以味发于气:《素问·宣明五气篇》作“阴病发于肉”。
❸ 五邪:《素问·宣明五气篇》作“五邪所乱”。
❹ 血:《素问·宣明五气篇》无“血”字。
❺ 转:《太素》卷二十七《邪传》作“搏”。为是。下句“转”字同。
❻ 邪入于阴转则为喑:《素问·宣明五气篇》作“搏阴则为喑”。
❼ 五藏:《素问·宣明五气篇》作“五脏所藏”。
❽ 五主:《素问·宣明五气篇》作“五脏所主”。
❾ 肌: 素问·宣明五气》作“肉”。
❿ 多:《太素》卷十九《知形志所宜》、《甲乙经》卷一第七无“多”字。
⓫ 恶:《太素》卷十九《知形志所宜》无“恶”字。

里，太阳少阴为表里，是谓手之阴阳也。

岁露论第七十九

黄帝问于岐伯曰：经言夏日伤暑，秋[1]病疟，疟之发以时，其故何也？岐伯对曰：邪客于风府，病[2]循膂而下，卫气一日一夜，常[3]大会于风府，其明日日[4]下一节，故其日作晏。此其先客于脊背也，故每至于风府则腠理开，腠理开则邪气入，邪气入则病作，此所以日作尚[5]晏也。卫气之行风府，日下一节，二十一日下至尾底[6]，二十二日入脊内，注于伏冲[7]之脉，其行[8]九日出于缺盆之中，其气上行[9]，故其病稍益早[10]，其内搏于五脏，横连募[11]原，其道远，其气深，其行迟，不能日作，故次[12]日乃蓄积而作焉。

---

❶ 秋:《素问·疟论》、《病源》卷十一《疟病候》“秋”后有“必”字。义胜。
❷ 病:《素问·疟论》、《甲乙经》卷七第五无“病”字。疑衍。
❸ 常:《素问·疟论》、《太素》卷二十五《疟解》、《甲乙经》卷七第五无。
❹ 日日:《病源》卷十一、《外台》卷五不重“日”字。
❺ 尚:《素问·疟论》、《太素》卷二十五《疟解》作“稍益”。《病源》卷十一《疟病候》作“常”。
❻ 尾底:《素问·疟论》《甲乙经》卷七第五、《太素》卷二十五《疟解》作“骶骨”。为是。
❼ 伏冲:《素问·疟论》作“伏膂”,《甲乙经》卷七第五作“太冲”。
❽ 其行:《素问·疟论》、《甲乙经》卷七第五作“其气上行”。
❾ 上行:《素问·疟论》、《甲乙经》卷七第五、《太素》卷二十五《疟解》作“日高”，似是。
❿ 早：原作“至”，据《素问·疟论》、《甲乙经》卷七第五、《太素》卷二十五《疟解》改。
⓫ 募：膜之借字。《太素》卷二十五《疟解》作“膜”。
⓬ 次:《素问·疟论》作“间”。

黄帝曰：卫气每至于风府，腠理乃发，发则邪入焉。其[1]卫气日下一节[2]，则不当风府奈何？岐伯曰：风府无常[3]，卫气之所应，必开其腠理，气之所舍[4]，则其府也[5]。

黄帝曰：善。夫风之与疟也，相与[6]同类，而风[7]常在，而疟特以时休何也？岐伯曰：风气留其处，疟气随经络沉以内搏，故卫气应乃作也。帝曰：善。

黄帝问于少师曰：余闻四时八风之中人也，故有寒暑，寒则皮肤急而腠理闭，暑则皮肤缓而腠理开，贼风邪气因得以入乎？将必须八正虚[8]邪乃能伤人乎？少师答曰：不然。贼风邪气之中人也，不得以时，然必因其开也其入深，其内极病[9]，其病人也卒暴；因其闭也其入浅以留，其病也徐以迟[10]。

黄帝曰：有寒温和适，腠理不开，然有卒病者，其故

---

❶ 其:《素问·疟论》、《太素》卷二十五《疟解》、《甲乙经》卷七第五作“今”。

❷ 节:《太素》卷二十五《疟解》作“椎”。

❸ 风府无常:《素问·疟论》、《甲乙经》卷七第五、《太素》卷二十五《疟解》作“风无常府”。为是，当乙正。

❹ 舍:“舍”下原有“节”字，据《太素》卷二十五《疟解》、《病源》卷十一《疟病候》删。

❺ 府也:《甲乙经》卷七第五、《病源》卷十一《疟病候》作“病作”。

❻ 与:《素问·疟论》、《太素》卷二十五、《甲乙经》卷七第五作“似”。

❼ 风:《素问·疟论》、《太素》卷二十五、《甲乙经》卷七第五“风”下有“独”字。

❽ 虚:《甲乙经》卷六第一作“风”。

❾ 极病:《甲乙经》卷六第一作“亟也疾”。疾，速也，急也。作“疾”是，与下文“留”字相对。

❿ 迟:《太素》卷二十八《三虚三实》作“持”。

何也？少师答曰：帝弗知邪入乎？虽[1]平居，其腠理开闭缓急，其故[2]常有时也。黄帝曰：可得闻乎？少师曰：人与天地相参也，与日月相应也。故月满则海水西盛，人血气积[3]，肌肉充，皮肤致，毛发坚，腠[4]理郄，烟垢著，当是之时，虽遇贼风，其入浅不深。至其月郭空，则海水东盛，人气血虚，其卫气去，形独居，肌肉减，皮肤纵，腠理开，毛发残[5]，膲理薄[6]，烟垢落，当是之时，遇贼风则其入深，其病人也卒暴。

黄帝曰：其有卒然暴死暴病[7]者何也？少师答曰：三[8]虚者，其死暴疾也；得三实者，邪不能伤人也。黄帝曰：愿闻三虚。少师曰：乘年之衰，逢月之空，失时之和，因为贼风[9]所伤，是谓三虚。故论不知三虚，工反为粗。帝曰：愿闻三实。少师曰：逢年之盛，遇月之满，得时之和，虽有贼风邪气，不能危之[10]也。黄帝曰：善乎哉论！明乎哉道！请藏之金匮，命曰三实，然此一夫之

---

❶ 虽:《甲乙经》卷六第一“虽”上有“人”字。义胜。
❷ 故:《甲乙经》卷六第一、《太素》卷二十八《三虚三实》作“固”。故，同“固”。原来，本来。
❸ 积:《太素》卷二十八《三虚三实》作“精”。
❹ 腠:《太素》卷二十八《三虚三实》作“焦”。
❺ 残:《太素》卷二十八《三虚三实》作“浅”。
❻ 膲理薄:《甲乙经》卷六第一无此三字。膲，通“焦”。
❼ 暴病:《甲乙经》卷六第一、《外台》卷二十八无“暴病”二字。
❽ 三:《甲乙经》卷六第一、《太素》卷二十八《三虚三实》“三”上有“得”字，与下文“得”字合。
❾ 风:《甲乙经》卷六第一“风”下有“邪气”二字。
❿ 危之:《甲乙经》卷六第一、《外台》卷二十八作“伤”。

论也。

黄帝曰：愿闻岁之所以皆同病者，何因而然？少师曰：此八正之候也。黄帝曰：候之奈何？少师曰：候此者，常以冬至之日，太一立于叶蛰之宫，其至也，天必应之以风雨者矣。风雨[1]从南方来者，为虚风，贼伤人者也。其以夜半[2]至也，万民皆卧而弗犯也，故其岁民少[3]病；其以昼至者，万民懈惰而皆中于虚[4]风，故万民多病。虚邪入客于骨而不发于外，至其立春，阳气大发，腠理开，因立春之日风从西方来，万民又皆中于虚风，此两邪相搏，经气结[5]代者矣。故诸逢其风而遇其雨者，命曰遇岁露焉。因岁之和而少贼风者，民少病而少死；岁多贼风邪气，寒温不和，则民多病而多死矣。

黄帝曰：虚邪之风，其所伤贵贱何如？候之奈何？少师答曰：正月朔日，太一居天留之宫，其日西北风，不雨，人多死矣。正月朔日，平旦北风，春，民多死。正月朔日，平旦北风[6]行，民病多[7]者十有三也。正月朔日，日中北风，夏，民多死。正月朔日，夕时北风，秋，民多

[1] 雨:《甲乙经》卷六第一无，《太素》卷二十八《八正风候》杨上善注同。
[2] 半:《太素》卷二十八《八正风候》无“半”字。
[3] 少：原作“小”，据《甲乙经》卷六第一、《太素》卷二十八《八正风候》改。
[4] 虚:《甲乙经》卷六第一作“邪”。
[5] 结:《太素》卷二十八《八正风候》作“绝”。
[6] 北风:《甲乙经》卷六第一作“西北风”。
[7] 多:《太素》卷二十八《八正风候》作“死”，似是。

死。终日北风，大病死者十有六。正月朔日，风从南方来，命曰旱乡[1]；从西方来，命曰白骨，将国有殃，人多死亡。正月朔日，风从东方来，发屋，扬沙石，国有大灾也。正月朔日，风从东南方行，春有死亡。正月朔日[2]，天和[3]温不风，籴贱，民不病；天寒而风，籴贵，民多病。此所谓候岁之风[4]，戋[5]伤人者也。二月丑不风，民多心腹病；三月戌不温，民多寒热[6]；四月巳不暑，民多瘅病；十月申不寒，民多暴死。诸所谓风者，皆发屋，折树木，扬沙石，起毫毛，发腠理者也。

大惑论第八十

黄帝问于岐伯曰：余尝上于清泠之台，中阶而顾，匍匐而前，则惑。余私异之，窃内怪之，独瞑独视，安心定气，久而不解，独博[7]独眩，披发长跪，俯而视之，后久之不已也。卒然自上[8]，何气使然？

---

❶ 旱乡:《汉书·天文志》:“南方谓旱乡。”
❷ 日：原脱，据《太素》卷二十八《八正风候》、《甲乙经》卷六第一补，以与文例合。
❸ 和：原作“利”，据《甲乙经》卷六第一、《太素》卷二十八《八正风候》改。
❹ 风:《太素》卷二十八《八正风候》作“虚风”。
❺ 戋:《太素》卷二十八《八正风候》作“贼”。
❻ 热:《甲乙经》卷六第一“寒热”下有“病”字。
❼ 博:《太素》卷二十七《七邪》作“转”。为是。
❽ 上:《太素》卷二十七《七邪》、《甲乙经》卷十二第四、《千金要方》卷六第一作“止”。似是。

岐伯对曰：五脏六腑之精气，皆上注于目而为之精❶。精之窠❷为眼，骨之精为瞳子，筋之精为黑眼❸，血之精为络，其窠❹气之精为白眼，肌肉之精为约束，裹撷❺筋、骨、血、气之精而与脉并为系，上属于脑，后出于项中。故邪中于项❻，因逢其身之虚，其入深，则随眼系以入于脑，入于脑则脑转，脑转则引目系急，目系急则目眩以转矣。邪中其精，其精❼所中不相比也，则精散，精散则视歧，视歧❽见两物。目者，五脏六腑之精也，营卫魂魄之所常营也，神气之所生也。故神劳则魂魄散，志意乱，是故瞳子、黑眼❾法于阴，白眼❿、赤脉法于阳也。故阴阳合传⓫而精明也。目者，心之⓬使也。心者，神之舍也。故

❶ 精:《千金要方》卷六第一作“睛”。为是。
❷ 窠:《甲乙经》卷十二第四作“裹”。
❸ 眼:《甲乙经》卷十二第四作“睛”。
❹ 其窠:《甲乙经》卷十二第四无“其窠”二字，疑衍。
❺ 撷（xié 协）:《甲乙经》卷十二第四、《千金要方》卷六第一作“契”。
❻ 项:《甲乙经》卷十二第四作“头目”。
❼ 邪中其精，其精：中，原脱，据《甲乙经》卷十二第四、《太素》卷二十七《七邪》补。其精，《太素》卷二十七《七邪》不重“其精”二字。
❽ 视歧:《太素》卷二十七《七邪》、《甲乙经》卷十二第四、《千金要方》卷六第一作“故”字。
❾ 眼:《灵枢略》作“睛”。
❿ 眼:《甲乙经》卷十二第四作“睛”。
⓫ 传:《甲乙经》卷十二第四、《千金要方》卷六第一作“揣”。为是。揣，《集韵》:“音团”。揣，通“抟”，聚也。《前汉·贾谊服赋》:“忽然为人兮，何足控揣。化为异物兮，又何足患。”《汉书注》:“揣与抟通。”揣、抟、团，音义皆通。
⓬ 之：原脱，据《甲乙经》卷十二第四、《太素》卷二十七《七邪》补。

神分[1]精乱而不转[2]，卒然见非常处，精神魂魄散不相得，故曰惑也。

黄帝曰：余疑其然。余每之东苑，未曾不惑，去之则复，余唯独为东苑劳神乎？何其异也？岐伯曰：不然也。心有所喜，神有所恶，卒然相惑[3]，则精气乱，视误故惑，神移乃复，是故间者为迷，甚者为惑。

黄帝曰：人之善忘者，何气使然？岐伯曰：上气不足，下气有余，肠胃实而心肺虚，虚则营卫留于下，久之不以时上，故善忘也。

黄帝曰：人之善饥而不嗜食者，何气使然？岐伯曰：精气并于脾，热气留于胃，胃热则消谷，谷消故善饥；胃气逆上，则胃脘寒[4]，故不嗜食也。

黄帝曰：病而不得卧[5]者，何气使然？岐伯曰：卫气不得入于阴，常留于阳，留于阳则阳气满，阳气满则阳跻盛，不得入于阴则阴气虚，故目不瞑矣。

黄帝曰：病目[6]而不得视者，何气使然？岐伯曰：卫

---

❶ 分：原脱。据《甲乙经》卷十二第四、《太素》卷二十七《七邪》补。
❷ 转：《甲乙经》卷十二第四作“揣”，揣，通“抟”，聚也。
❸ 惑：据《太素》卷二十七《七邪》、《千金要方》卷六第一及马注本、张注本作“感”。为是。
❹ 寒：《甲乙经》卷十二第一作“塞”。似是。
❺ 卧：《太素》卷二十七《七邪》“卧”下有“出”字。可参本书《邪客》首节“目不瞑，不卧出”之问。
❻ 病目：《甲乙经》卷十二第三作“目闭”，与下文答语“故目闭也”合。为是。

气留❶于阴，不得行❷于阳，留于阴则阴气盛，阴气盛则阴跻满，不得入于阳则阳气虚，故目闭也。

黄帝曰：人之多卧者，何气使然？岐伯曰：此人肠胃大而皮肤湿❸，而分肉不解❹焉。肠胃大则卫气留久，皮肤湿则分肉不解，其行迟。夫卫气者，昼日❺常行于阳，夜行❻于阴，故阳气尽则卧，阴气尽则寤。故肠胃大，则卫气行留久；皮肤湿，分肉不解，则行迟。留于阴也久，其气不清❼，则欲瞑，故多卧矣。其肠胃小，皮肤滑以缓，分肉解利，卫气之留于阳也久，故少瞑❽焉。

黄帝曰：其非常经也，卒然多卧者，何气使然？岐伯曰：邪气留于上膲，上膲闭而不通，已食若饮汤，卫气留久于阴而不行，故卒然多卧焉。

黄帝曰：善。治此诸邪奈何？岐伯曰：先❾其脏腑，诛其小过，后调其气，盛者泻之，虚者补之，必先明知其形志之苦乐，定乃取之。

---

❶ 留:《甲乙经》卷十二第三作“行”。下句“留”字同。
❷ 行:《甲乙经》卷十二第三作“入”。
❸ 湿:《甲乙经》卷十二第三、《太素》卷二十七《七邪》作“涩”。下文两句“皮肤湿”之“湿”字同。
❹ 解：同“懈”，滑利也。
❺ 日:《甲乙经》卷十二第三无“日”字。
❻ 行:《甲乙经》卷十二第三“行”上有“常”字。
❼ 清:《甲乙经》卷十二第三、《太素》卷二十七《七邪》及道藏本作“精”。清，通“精”。《管子·轻重已》:“清神生心，心生规，规生矩。”
❽ 瞑:《甲乙经》卷十二第三、《太素》卷二十七《七邪》作“卧”。
❾ 先:《甲乙经》卷十二第三“先”下有“视”字。

痈疽第八十一

黄帝曰：余闻肠胃受谷，上焦出气，以温分肉，而养骨节，通腠理。中焦出气如露❶，上注溪谷，而渗孙脉，津液和调，变化而赤为血，血和则孙脉先满溢，乃注于络脉，皆盈❷，乃注于经脉。阴阳已张，因息乃行，行有经纪，周有道理，与天合同，不得休止。切而调之，从虚去实，泻则不足，疾则气减，留则先后。从实去虚，补则有余，血气已调，形气❸乃持。余已知血气之平与不平，未知痈疽之所从生，成败之时，死生之期，有❹远近，何以度之，可得闻乎？

岐伯曰：经脉留❺行不止，与天同度，与地合纪。故天宿失度，日月薄蚀；地经失纪，水道流溢，草萓❻不成，五谷不殖❼，径路不通，民不往来，巷聚邑居，则别

❶ 露：《甲乙经》卷十一第九上作"雾"。

❷ 皆盈：《甲乙经》卷十一第九上、《千金翼方》卷二十三、《医心方》卷十五第一"皆盈"上有"络脉"二字。

❸ 形气：《太素》卷二十六《痈疽》作"形神"，与上文"血气"为对文。义胜。

❹ 有：《太素》卷二十六《痈疽》、《医心方》卷十五第一"有"上并有"期"字。

❺ 留：《甲乙经》卷十一第九上作"流"，《素问·举痛论》："经脉流行不止。"留，通"流"。水流动。《庄子·天地》："留动而生物。"

❻ 萓：《太素》卷二十六《痈疽》、《医心方》卷十五第一并作"蓾（cuó 蹉）"。《甲乙经》卷十一第九上作"蓂"。"《千金翼方》卷二十三作"芦"。蓾，《廣韻》："采古切。草死。"杨上善注："蓾，节枯也。"按：作"蓾"为是。

❼ 殖：《甲乙经》卷十一第九上作"植"。殖，栽种。《尚书·吕刑》："稷降播种，农殖嘉谷。"殖、植，义同。

离异处。血气犹然，请言其故。夫血脉营卫，周流不休，上应星宿，下应经数。寒邪客于经络之中则血泣[1]，血泣则不通，不通则卫气归之，不得复反，故痈肿。寒气化为热，热胜则腐肉，肉腐则为脓，脓不泻则烂筋，筋烂则伤骨，骨伤则髓消，不当骨空，不得泄泻，血枯空虚，则筋骨肌肉不相荣，经脉败漏，熏于五脏，脏伤故死矣。

黄帝曰：愿尽闻痈疽之形与忌日名。岐伯曰：痈发于嗌中，名曰猛疽。猛疽不治[2]，化为脓，脓不泻，塞咽，半日死；其化为脓者，泻则合[3]豕膏，冷食[4]，三日而已。

发于颈，名曰夭[5]疽。其痈大以赤黑，不急治，则热气下入渊腋，前伤任脉，内熏肝肺，熏肝肺[6]十余日而死矣。

阳气[7]大发，消脑留项，名曰脑烁。其色不乐[8]，项痛而如刺以针，烦心者，死不可治。

发于肩及臑，名曰疵痈。其状赤黑，急治之。此令人

❶ 泣:《音释》:“音涩。”泣，通“涩”。
❷ 猛疽不治:《甲乙经》卷十一第九下、《千金翼方》卷二十三作“不急治”。义胜。
❸ 合:《太素》卷二十六《痈疽》作“含”。
❹ 冷食:《千金要方》卷二十三第二作“无食”。《太素》卷二十六《痈疽》“冷食”上有“毋”字。
❺ 夭：元刻本作“夭”。
❻ 熏肝肺:《甲乙经》卷十一第九下“熏”作“则”，无“肝肺”二字。“则”属下读。
❼ 气：原作“留”，据《太素》卷二十六《痈疽》、《甲乙经》卷十一第九下改。
❽ 乐:《病源》卷三十二《疽候》作“荣”。义胜。

汗出至足，不害五脏。痈发四五日，逞[1]焫之。

发于腋下赤坚者，名曰米[2]疽。治之以砭石，欲细而长，疏[3]砭之，涂以豕膏，六日已，勿裹之。其痈坚而不溃者，为马刀挟瘿，急治之。

发于胸，名曰井[4]疽，其状如大豆，三四日起，不早治，下入腹，不治，七日死矣。

发于膺，名曰甘[5]疽。色青，其状如穀[6]实菰𦼮[7]，常苦寒热，急治之，去其寒热。不急治[8]，十日[9]死，死后出脓。

发于胁，名曰败疵[10]。败疵者[11]，女子之病也。久[12]之，

---

❶ 逞:《甲乙经》卷十一第九下、《太素》卷二十六《痈疽》作“逆”。
❷ 米:《千金翼方》卷二十三、《医心方》卷十五第一作“朱”，与上文“赤”字为对。
❸ 疏:《太素》卷二十六《痈疽》、《医心方》卷十五第一作“数”。
❹ 井:《外台》卷二十四作“背”。
❺ 甘:《外台》卷二十四作“舌”。
❻ 穀（gǔ 古）: 木名。又称“构”“楮”，即构树，又名楮树。《说文解字注·木部》:“穀，楮也。”丹波元简:“穀下从木，音构。考本草楮实，亦名穀实，张介宾、张志聪俱为米谷之义，殊不知穀，穀字自别也。”
❼ 菰𦼮（guālóu 瓜蒌）:《甲乙经》卷十一第九下、《外台》卷二十四作“瓜蒌”。《音释》:“菰𦼮，古括楼字。”
❽ 不急治: 此三字原脱，据《甲乙经》卷十一第九下补。《病源》《千金翼方》“不急治”作“不治”，与《甲乙经》义合。
❾ 日: 原作“岁”，据医理改。
❿ 败疵:《鬼遗方》卷四、《千金翼方》卷二十三、《外台》卷二十四作“改訾”。下句“败疵”同。
⓫ 败疵者:《甲乙经》卷十一第九下作“此言”。
⓬ 久: 原作“灸”，据《千金翼方》卷二十三第二、《外台》卷二十四及周本改。

其病大痈脓，其中乃有生肉，大如赤小豆。治之[1]，剉陵翘[2]草根各一升，以水一斗六升煮之，竭为取[3]三升，则强饮厚衣，坐于釜上，令汗出至足已。

发于股胫，名曰股胫疽。其状不甚变，而痈脓搏骨，不急治，三十日死矣。

发于尻，名曰锐疽。其状赤坚大，急治之。不治，三十日死矣。

发于股阴，名曰赤施。不急治，六十日死。在两股之内，不治，十日而当死。

发于膝，名曰疵痈[4]。其状大痈，色不变，寒热如坚石[5]，勿石[6]，石之者死，须其柔，乃石之者生。

诸痈疽之发于节而相应者，不可治也。发于阳者百日死，发于阴者三十日死。

发于胫，名曰兔啮[7]。其状赤至骨，急治之，不治害人也。

---

❶ 治之：此二字原在上文“其病大痈脓”之后，据《甲乙经》卷十一第九下、《千金翼方》卷二十三第二、《外台》卷二十四移此。
❷ 陵翘：马莳：“今之连翘也。”
❸ 竭为取：《甲乙经》卷十一第九下作“令竭得”。
❹ 疵痈：疵，《鬼遗方》卷四作“雌”。痈，《太素》卷二十六《痈疽》、《甲乙经》卷十一第九下、《病源》卷三十二《疽候》、《千金翼方》卷二十三作“疽”。
❺ 如坚石：如，《太素》卷二十六《痈疽》、《鬼遗方》卷四作“而”。石，《太素》卷二十六《痈疽》、《千金翼方》卷二十三、《医心方》卷十五第一无“石”字。
❻ 石：《鬼遗方》卷四作“破”。
❼ 啮：《病源》卷三十二《疽候》“啮”下有“疽”字。

发于内[1]踝，名曰走缓。其状痈也[2]，色不变，数石其腧，而止其寒热，不死。

发于足上下[3]，名曰四淫。其状大[4]痈，不[5]急治之，百日死。

发于足旁，名曰厉痈[6]。其状不大，初如[7]小指发，急治之，去其黑者；不消辄益，不治，百日死。

发于足指，名[8]脱痈[9]，其状赤黑，死不治；不赤黑，不死。不衰[10]，急斩之，不[11]则死矣。

黄帝曰：夫子言痈疽，何以别之？岐伯曰：营卫[12]稽留于经脉之中，则血泣而不行，不行[13]则卫气从之而不

---

❶ 内:《太素》卷二十六《痈疽》、《鬼遗方》卷四、《千金翼方》卷二十三、《外台》卷二十四无“内”字。

❷ 痈也:《太素》卷二十六《痈疽》、《千金翼方》卷二十三、《医心方》卷十五第一无“痈也”二字。《外台》卷二十四“痈也”二字作“肉”字，属下读。《太素》卷二十六《痈疽》无“痈也”二字。

❸ 下:《鬼遗方》卷四无“下”字。

❹ 大:《鬼遗方》卷四作“如”。《外台》卷二十四“大”下有“如”字。

❺ 不：原脱，据《甲乙经》卷十一第九下、《鬼遗方》卷四补。

❻ 痈:《太素》卷二十六《痈疽》、《鬼遗方》卷四、《病源》卷三十二、《医心方》卷十五作“疽”。

❼ 如:《甲乙经》卷十一第九下作“从”。义胜。

❽ 名:《太素》卷二十六《痈疽》、《甲乙经》卷十一第九下“名”下有“曰”字。

❾ 痈:《太素》卷二十六《痈疽》、《甲乙经》卷十一第九下作“疽”。

❿ 不衰:《太素》卷二十六《痈疽》、《甲乙经》卷十一第九下、《鬼遗方》卷四“不衰”上有“治之”二字。

⓫ 不:《甲乙经》卷十一第九下“不”下有“去”字。

⓬ 卫:《甲乙经》卷十一第九下、《千金翼方》卷二十三作“气”。

⓭ 不行:《鬼遗方》卷一、《圣惠方》卷六十一《痈疽论》“不行”上有“血涩”二字。

通，壅遏而不得行，故热[1]。大热不止[2]，热胜则肉腐，肉腐则[3]为脓，然不能陷[4]，骨髓不为燋枯，五脏不为伤，故命曰痈。

黄帝曰：何谓疽？岐伯曰：热气淳[5]盛，下陷肌肤，筋髓枯，内连五脏，血气竭，当其痈下筋骨良肉皆无余，故命曰疽。疽者，上之皮夭以坚，上如牛领之皮。痈者，其皮上薄以泽。此其候也。

❶ 热:《圣惠方》卷六十一《痈疽论》作“生”，属下读。
❷ 不止:《圣惠方》卷六十一《痈疽论》无“不止”二字。
❸ 肉腐则:《鬼遗方》卷一、《圣惠方》卷六十一《痈疽论》无此三字。
❹ 陷:《甲乙经》卷十一第九下、《千金翼方》卷二十三、《外台》卷二十四“陷”下有“于骨髓”三字。
❺ 淳:《鬼遗方》卷一作“浮”。